看護教育を拓く 授業リフレクション
教える人の学びと成長

目黒 悟
Satoru Meguro

※メヂカルフレンド社

はじめに

　昨今、看護基礎教育の充実や看護教員のあり方をめぐっては、かまびすしい議論が繰り返されているように感じますが、そうした議論の渦中にあって、果たして教育現場で日々目の前の学生と向き合い、かかわるなかで、実際的に教育実践を担っている看護教員・臨地実習指導者の皆さん一人ひとりの実感はどれほど省みられているのでしょうか。

　そもそも「教える人」とは、自分が計画し、自分が実践した授業（講義・演習・実習）を、自分で研究することをとおして、自分の授業を改善していくとともに、人間的にも職能においても自己の成長をはかっていく存在です。ですから、「教える人」として学び・成長し続けていくためには、自分自身の授業を研究していけるようになることがとても大切です。

　しばしば忘れがちなようですが、一人ひとりの患者に個別性があるように、学生一人ひとりに個別性があるのは当然です。まして、「教える人」にも個別性があるわけですから、人と人との間で生まれる教育実践を、あてがいぶちのノウハウやマニュアルに還元することはできません。所定のスキルを獲得し、所定の教程に従って訓練さえ受ければ上手に教えられるようになるとか、このやり方さえ使えば、どの学生もみんなできるようになるなどといったような安易なものではないのです。むしろ、教える人が「教える人」であるために（「教える人」となるために）大切なことは、「こうすれば、こうなる」「こうあらねばならない」といった考え方が教育実践には馴染まないこと、そもそも「教育に正解はない！」「手がかりは自分の授業のなかにある！」ということを、心から実感できるような授業研究の経験が保障されることだと言ってもよいでしょう。

　本書は、そうした教える人の学びと成長に寄与しうる授業研究の方法として生まれた「授業リフレクション」の基本的な考え方と方法をまとめたものです。内容については、「看護展望」の2009年1月から12月までの連載をもとにしましたが、この機会に加筆したところもかなりあります。本書が、学校だけでなく臨床の場でも、日々教育にかかわって頑張っている皆さんにとって、元気に豊かに明日の教育実践・看護実践に向かえるようになるきっかけとなれたらうれしいです。

　もともと授業リフレクションは、藤沢市教育文化センター教育実践臨床研究部会（旧教育メディア研究部会）に集う小・中・特別支援学校の先生方、故藤岡完治をはじめとする大学研究者、センタースタッフらと一緒に創り上げてきたものです。それを、看護教育の世界でも通用するものへと一緒に育ててきてくれた、神奈川県立保健福祉大学実践教育センター（旧神奈川県立看護教育大学校）看護教員養成課程の先生方、学生の皆さん、さらに、全国各地で頑張っておられる看護学校の先生方や臨床の皆さんに心から感謝したいと思います。とりわけ、「看護教員の授業リフレクションに関する研究」を共に推進してきた永井睦子先生には、拙稿にも目をとおしていただき貴重なご示唆をいただきました。看護や看護教育の奥深さを私に教えてくださったのも永井先生です。この場を借りてあらためて感謝いたします。

　最後になりましたが、連載時から本書の発刊に至るまでお世話になりました、メヂカルフレンド社の三船多香さんに心より感謝いたします。こうして1冊の本にできたのも、あまたあるなんちゃってリフレクションのなかから、私たちの授業リフレクションを見出してくださったおかげです。

2010年7月
目黒　悟

Contents

目 次

第1章 授業リフレクションを始める前に …………… 1

1. 授業とはどのような営みなのか………………………………………… 2
自分の授業をよりよいものにしていきたいと願うなら

2. 授業リフレクションとは何をすることなのか……………………… 10
ひとくちに「リフレクション」とは言うけれど

第2章 授業リフレクションに取り組んでみよう …………… 19

1. 授業リフレクションのためのさまざまな方法……………………… 20
「考え方」と「方法」は一体のもの！

> **column** 日常的な振り返りと授業リフレクションの違い………… 23

2. カード構造化法による授業リフレクション………………………… 24
自分のことばで自分の授業を語ろう！

> **column** なんで２つに分けるの？！……………………………… 35

3. リフレクションシートによる授業リフレクション………………… 36
授業のなかで起きていることを確かめよう！

> **column** リフレクションシートと「再構成」の偶然の一致?! … 47

4. 集団による授業リフレクション……………………………………… 48
仲間と共に授業から学ぼう！

> **column** 「参加者用振り返りシート」を使った集団による
> 授業リフレクション……………………………………… 61

5. 振り返りを支援するプロンプターのかかわり……………………… 62
同僚同士で気軽にプロンプターになろう！

> **column** 何が誘導で、何がそうでないか………………………… 67

第3章　授業リフレクションの経験がもたらすもの　………… 69

1. **授業リフレクションの基本となるもの**……………………………………… 70
   なんちゃってリフレクションにならないために
2. **教えることをとおして自分も育つ**…………………………………………… 78
   教育実践臨床研究の成果とは
3. **授業リフレクションと授業デザインの分かちがたい関係**…………… 86
   明日の授業を創るリフレクション

第4章　授業研究と授業リフレクション　……………………… 95

1. **授業研究についてもっと見識を深めよう！**……………………………… 96
   授業リフレクションが生まれた土壌
2. **「研究」に対しての固定観念を乗り越えよう！**………………………… 108
   ティーチャー・アズ・リサーチャーという考え方

   column　教育実践臨床研究における研究知見とは……………… 113

3. **授業研究の新しいパラダイム**……………………………………………… 114
   教育実践臨床研究のモデル
4. **授業リフレクションがもたらす知見のひろがり**………………………… 120
   一人ひとりの取り組みが看護教育を変える！

第5章　授業リフレクションと実践家の成長　………………… 127

1. **実践家が元気になれる世の中にするために**…………………………… 128
   看護と教育の同形性
2. **教育実践臨床研究の展望**…………………………………………………… 132
   実践家の学びと成長に向けて

索　引……………………………………………………………………………… 141

第1章

授業リフレクションを
始める前に

1-1 授業とはどのような営みなのか
自分の授業をよりよいものにしていきたいと願うなら

最初にお話ししておきたいこと

　本書を手に取ってくださった皆さんに、最初にお話ししておきたいことがあります。

　まず、「リフレクション（reflection）」ということばについてです。近年、看護や看護教育の世界でも、このことばが関心を集めるようになってきましたが、本書で取り上げる「授業リフレクション」とは、教師の意志決定や内面過程に注目した授業研究方法の総称です[*1]。

　読者の皆さんにとっては、授業研究自体があまり馴染みのないことかもしれませんが、私が24年間かかわってきた初等・中等教育の世界では、教師が個人で、あるいは同僚同士で授業をよりよいものにしていくために行う研究を「授業研究」と呼んでいます。ですから、ここでいう授業リフレクションとは、あくまでも授業研究を行う際に教師が用いる「研究方法」のことであり、学生や教師に対して用いる「学習方法」ではないということです。このことはとても大切なことになりますから、いずれまた詳しくお話しすることにしましょう。

　もう1つは、「授業」ということばについてです。皆さんは授業ということばにどのようなイメージをもたれるでしょうか。

　看護教育にかかわるようになって14年になりますが、授業ということばから即座に講義をイメージする人が多いように思います。また、「実習に行って困らないように講義を工夫する」といった考え方に触れると、そこでは学内で行う講義と臨地実習が明らかに区別されているように感じてしまいます。

　学生が困らないようにという親心から生まれる考え方なのかもしれませんが、講義であろうと実習であろうと、そこが学生にとって看護を学ぶ場であるという意味では授業に違いはないはずですし、「実習に行って困らない」というのも考えてみればおかしな話です。ひょっとすると、本音は指導者さんに「こんなことも教えていないの？」と言われて自分が困るのが嫌なのかもしれません。また、実際臨床には、学生を値踏みするのが指導者の役割であると勘違いしている人もいるようですから、学生にとっても看護教員にとっても、「困らない」

ことは共通のねがいであるのかもしれませんね。

とはいえ、読者の皆さんに覚えておいていただきたいのが、私は講義に限らず、演習や実習を含めて、「授業」ということばを用いているということです。

ですから、授業リフレクションを行う人には、看護教員だけでなく、臨床の指導者が含まれることになります。また、学校に頼まれて臨床から出かけていって講義を行う看護師も例外ではありません。ひとまず、このことを前提にお話を進めていきたいと思います。

というのも、実は私は授業というものを、講義・演習・実習にとどまらず、さらに教育的なかかわり全般を含み込むものとして広くとらえているからです。このことは、授業リフレクションが臨床においても利用可能な研究方法となることを意味しています。本書の終盤ではこのことについても触れられればと考えています。

そもそも授業とはどのような営みなのか

それでは本題に移りましょう。ここではまず、授業リフレクションについて理解を深めていただくために、そもそも「授業」とはどのような営みなのかを確認するところから始めたいと思います。なぜなら、授業リフレクションが授業研究方法の総称であることはすでにお話ししましたが、授業をどのようにとらえるかによっては、授業研究の方向も、そこで用いられる授業リフレクションの意味もまったく異なったものになってしまうからです。

「因果性」で説明される授業

授業には大きくいって2つのとらえ方があります。1つは授業を「因果性」で説明するというもの、もう1つは「相互性」として引き受けるというものです。それは授業に対する立場の違いだといってもよいでしょう。

「因果性」というのは、原因と結果の関係で授業を説明するということです。「因果性」などというと、難しく感じる読者の方もいるかもしれませんが、このような授業のとらえ方はむしろ一般的なものだといえるでしょう。

授業という営みが、授業者と学習者の関係によって成り立っていることは誰もが認めることだと思います。そうした営みを「因果性」で説明すると、授業者が、学習者に、なんらかの知識や技術を伝える（input）作業が授業ということになります。そして、授業の結果として、学習者には、受け取った知識や技術がきちんと試験で示せること（output）が求められるというわけです。

ところで、私たちは日ごろから、授業を行う人を「授業者」、授業を受ける人のことを「学習者」と呼んでいます。何も特別な定義を要することばではなく、日常、あたり前のように使っていることばですし、長年教育にかかわるなかで、こうした呼び方に疑問を感じたことは一度もありませんでした。ところが、驚いたことに、この「授業者」というごくあたり前のことばが理解できない人もいるようなのです。臨床の皆さんはともかく、それが看護教育にかかわりの深いある学会でのことですから、驚きを通り越してため息が出てしまいますね。

　話を戻しましょう。このような「因果性」による授業の説明は、図1のように表すことができます。こうした図は、インプット（input）―アウトプット（output）モデルとも呼ばれ、学習者としての私たちの経験に照らしてみても、シンプルでわかりやすいものなのではないでしょうか。つまり、ここではインプットが原因であり、アウトプットが結果にあたるわけですから、おのずと、授業の関心も「結果」のところに焦点があたることになります。

　ところが、結果が悪い場合、よくあるのはその原因を学習者のせいにするケースです。きちんと教えたのに結果が出せないのは、学習者の怠慢か能力不足だというわけです。近年、キー・コンピテンシーなどということばで、学習者の資質や能力を問題にしている人たちもいるようですが、おそらくこのような因果関係の把握をしているのでしょう。

　素直に考えれば、結果が悪い場合、原因であるインプットの仕方に問題があると考えるほうが自然です。つまり、学習者のせいにするのではなく、自分の教え方が悪かったのだと反省する、そういう因果関係の把握の仕方です。

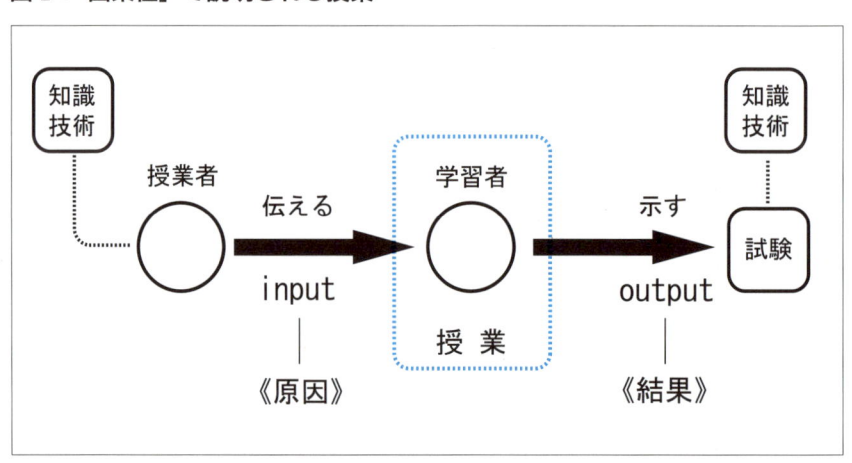

図1：「因果性」で説明される授業

いわゆる「授業研究」とは、このような因果関係の把握に立って、結果を良くするために、よりよい教え方や、授業のやり方を研究することだといってもよいでしょう。ですから、ここで目指されているのは、誰が行っても一定以上の良い結果を出せる授業のハウツーを見つけ出すことだともいえます。

「個別性」ということばを思い出してみよう

しかし、「誰が行っても一定以上の良い結果を出せる授業のハウツー」などというものが本当にあるのでしょうか。なぜなら、授業者も学習者も一人ひとりみんな違うからです。

「個別性」ということばに象徴されるように、一人ひとりの患者の個別性を重視する「看護」では、一人ひとりの人間がみんな違うのは、あたり前のことだと思います。それは、「教育」においても決して別ではありません。

たとえば、ある先生が2つのクラスで授業をしなければならなかったとしましょう。最初のクラスで行った授業がまずまずの手応えだったことに気をよくした先生が、次のクラスで同じやり方で授業をしたところ、まったく期待はずれの学生の反応だったということはよくあることではないでしょうか。もちろん、その逆ということもあるでしょう。

また、ある先生が同僚の先生に「この方法よかったよ」とすすめられて行った授業が、さんざんだったということもあるかもしれません。

このように方法を共通にしても、学習者が違えば授業は変化してしまいますし、授業者が違っても授業は同じようにはなりません。結果もおのずと異なってくるでしょう。つまり、これまで見てきたような「因果性」による授業の説明は、確かに簡単でわかりやすいものですが、授業者と学習者の関係によって変化する授業を説明するのには無理があるということなのです。

「相互性」の場としての授業

このような「因果性」による授業のとらえ方に対して、授業者と学習者の関係を「相互性」として引き受けようとする立場があります。

そもそも、人と人とがかかわり、何がしかのことをなしうる関係の場では、常に互いが相手を感じながら動いており、自分のはたらきかけの前提であるはずの相手のなかに、自分がすでに含み込まれてしまっています。

たとえば、こちらの投げかけに対して学生の反応が返ってこなければ、ことばを変えて再び投げかけてみるといったことは、自然と誰もが行っていることでしょう。しかし、学生は投げかけられたことばの意味がわからなくて反応を

返せなかったのではなく、先生に誤りを指摘されるのが怖くて下を向いていたのかもしれません。そして、学生の反応の薄さに対する先生のいらだちを、学生は再び投げかけられたことばからだけではなく、そのときの先生の声音や表情、からだ全体から感じ取って、再び身をすくめることになるかもしれません。授業を終えた先生は、「まったく今どきの学生は…」と、学生の態度を嘆くかもしれませんが、その態度は先生とのかかわりのなかで生み出されたものであることは明らかです。この先生の場合は、次の授業に「またあの学生か…」と構えて臨むことになるかもしれません。その先生の構えは、確実に学生に伝わり、学生も再び身構えることになるのでしょう。

　これとは逆に、同じ学生が別の先生の授業では、自由闊達に自分なりの意見を思い思いに発言し、交流する姿が見られるかもしれません。学生は、この先生であればどんな意見も大切にしてくれると感じ取っているからでしょう。

　このように、私たちは白紙の状態の学生にはたらきかけているのではありません。この私がはたらきかけている相手とは、この私を感じて動いている目の前の学生にほかならないのです。もちろん、こうしたことは授業のなかでの授業者と学習者との関係に限ったことではありません。常に互いが相手を前提とし、互いが相手を感じながら動いているような関係を「相互性」と呼んでいますが、それは、人と人との関係の根源的なありようだといってもよいでしょう。

　この意味で、授業は、授業者と学習者とのかかわりによって絶えず複雑に変化する相互性の場ですし、今、ここで、一人ひとりに経験されるかけがえのない瞬間という意味では、一回性の場であるともいえます。

　図2は、そうした「相互性」の場としての授業を表したものです。そこでは、授業者と学習者だけではなく、学習者同士も常に互いを感じて動いています。また、ここには講義のような授業者と学習者の一対多の関係を表してありますが、それは、実習でのカンファレンスのような小集団が相手であっても、一対一の個別指導であっても決して別ではありません。そこは、生きて動いている者同士のかかわりによる「変化」が前提なのです。

授業も「臨床の場」?!

　このようにお話ししていると、皆さんは授業の場が、看護師と患者との関係の場に共通する、臨床的な特徴をもっていることに気づかれるのではないでしょうか。そうなのです。すなわち、授業とは、教える人と学ぶ人が向き合い、互いの思いや方向がぶつかり合い、引き込み合い、交わることで「教える−学

図2：「相互性」の場としての授業

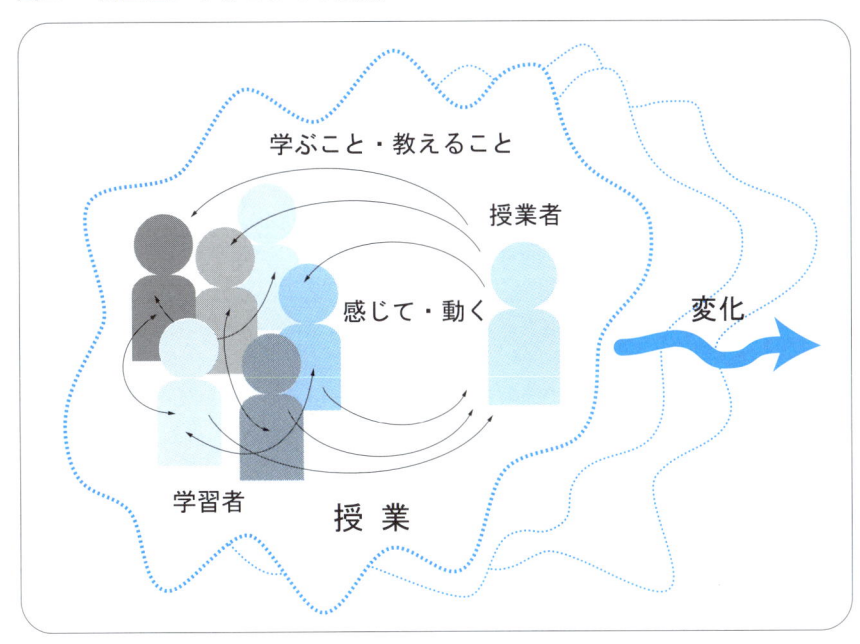

学ぶこと・教えること
授業者
感じて・動く
変化
学習者
授　業

ぶ」の関係が生まれる「臨床の場」にほかならないのです。

　皆さんは、経験を積んだ先生方が、しばしば授業を「生き物」に喩えるのをご存じでしょうか。それは、計画どおりにいかないことを困ったこととしてではなく、むしろ学生とのかかわりによって変化すること自体が授業のダイナミズムなのだと熟知しているからでしょうし、時として思いがけない展開にめぐり会える瞬間を授業の醍醐味として幾度も経験してきたからでしょう。「生き物」の喩えは、授業の場における「相互性」「一回性」「臨床的な特徴」を端的に表したものなのです。

　すでにお話ししたように、いわゆる「授業研究」は、「因果性」で授業を説明する立場です。ですから、授業者と学習者の「相互性」によって生まれている授業の場を、外側から記述し、分析し、「誰が行っても一定以上の良い結果を出せる授業のハウツー」を見つけ出すことに関心があります。授業者と学習者の「個別性」であるとか、「変化」こそが前提である、といったような授業の「臨床的な特徴」には、関心がないとまでは言いませんが、むしろ授業の観察や記述を困難にし、取り出された知見の一般化を阻むやっかいなものとして考えられがちです。

　そのため、こうした「授業研究」によって得られたハウツーは、確かに授業を考える際の参考にはなるかもしれませんが、実際に自分のかかわる目の前の

学生のところではあまり役に立たないのも事実です。

　また、小学校や中学校でよく行われている「授業研究」の場では、研究の対象として授業を提供した授業者に対して、授業の評価や指導助言が行われることが一般的です。しかし、授業者にとっては、外側から記述・分析された授業は、自分の経験していた授業とは別のものになってしまいますし、観察者からの評価や指導助言は、今、ここで、自分が目の前の学生とのかかわりにおいて得ている実感からは、どうしても離れてしまいます。それは、いわゆる「授業研究」が、授業者の日々の授業の具体的な改善や、教える人としての成長につながりにくかった理由でもあります。

　実は、私たちが行っている授業リフレクションは、このようなこれまでの授業研究のやり方に対する反省から生まれたものなのです。つまり、授業リフレクションは、授業の営みを授業者と学習者による「相互性」の場としてあるがままに引き受けることで、これまでの研究者の研究者による研究者のための授業研究や、それをなぞるかのように行われてきた授業研究を、「教える人の教える人による教える人のための授業研究」に変えるのです。

自分の授業を研究するということ

　皆さんのなかには、「看護研究」が必要ないという人はおそらくいないのではないでしょうか。しかし、看護研究の大切さは頭では充分にわかっているつもりでも、難しい、大変、しんどい、自分がやるのはちょっとごめんだ…、というのが本音なのではないかと思います。データはどこでどうやって取ってくるのか、分析にかかる時間と手間、アカデミックな作法に従った論文のまとめと発表…、想像しただけでもうんざりだという人もいるでしょう。

　このように、研究というと、どうしても自分が日々行っていることの外側にあるような、非日常的なイメージがぬぐいきれないものです。しかも、「教える人の教える人による教える人のための授業研究」などといわれると、ますます難しく感じてしまう人もいるかもしれませんが、それは、小学校や中学校、特別支援学校の多くの先生たちも同じです。

　しかし、ここで大切にしたい「教える人の教える人による教える人のための授業研究」とは、よそ行きのスーツに着替えて行う研究ではなく、皆さんであれば、臨床で普段身につけているユニホームのまま行う研究のようなものです。研究のために何か特別に設定した授業を研究するということではなく、日々、自分が行っている授業を研究するということなのです。

自分の授業をよりよいものにしていきたいとうのは、誰もが願うところでしょう。しかし、いくら文献をひもといても、あるいは、これまでのような授業研究をいくら繰り返しても、「相互性」「一回性」の場としての授業をよりよいものにしていくための手がかりは、そう簡単に見つかるわけではありません。なぜなら、答えは、自分の授業の外側にあるのではなく、自分の授業のなかにあるからです。

　この意味で、私たちが大切にしたい「教える人の教える人による教える人のための授業研究」とは、多忙な日常のなかにあってしばし立ち止まり、自分が行っている授業をていねいに見つめ直してみることだといってもよいでしょう。

　このような授業研究を、これまでの授業研究と区別して、私たちは「教育実践臨床研究」[2,3]と呼んでいます。授業を外側から研究するのではなく、今、ここで起きていることから離れずに、そこでの授業者と学習者の経験を大切にしていきたいという思いが、この「臨床」という2文字に込められています。ですから、本書で取り上げる授業リフレクションは、いわゆる授業研究のための方法というよりは、「教育実践臨床研究」の方法であるといったほうが、よりふさわしいと思います。

　次の項では、この授業リフレクションがどのようなものであるのかを、詳しくお話しすることにしましょう。

1-2 授業リフレクションとは何をすることなのか
ひとくちに「リフレクション」とは言うけれど

◻ 授業リフレクションの前提となる大事なこと

　前項では、そもそも「授業」とはどのような営みなのかということをお話ししました。このことは授業リフレクションの前提となる大事なことですから、皆さん、ぜひ覚えておいてくださいね。

　ところで、授業のなかで、このように「大事なことですから覚えておいてくださいね」といった投げかけをされる先生方をよく見かけますが、学生の立場からすれば、毎日さまざまな授業を受けたり、宿題をこなしたり、他にもバイトやらなんやらで、1週間前のことであっても「そんなこと覚えちゃいられない」というほうが、むしろ自然なことではないでしょうか。教える側にとっては、一貫した文脈のなかで、「前回はここまで、今回はここから」ということが強く意識されるものですが、それは、あくまでも教える側の都合であって、学生にはあまり関係のないことかもしれません。まして、1回の授業のなかで、いくつも「これは大事！」「これも大事！」を告げられると、結局、全部大事ってことは、どれも大事ではないのと一緒になってしまうということもあるでしょう。

　そうだからというわけでもありませんが、やはり前項でお話ししたことは大事なことなので、もう一度確認しておくことにしましょう。

　まず、本書のなかで取り上げる「授業リフレクション」とは、学生に用いる「学習方法」のことではなく、あくまでも授業研究を行う際に教師が用いる「授業研究方法」であることをお断りしました。また、皆さんに覚えておいてほしいこととして、本書では、講義に限らず演習や実習を含めて、「授業」ということばを用いることをお伝えしました。

　そして、授業は、授業者と学習者とのかかわりによって絶えず複雑に変化する「相互性」の場であること、今、ここで、一人ひとりに経験されるかけがえのない瞬間という意味では、一回性の場であること、さらに、そうした授業の場が、看護師と患者との関係の場に共通する臨床的な特徴をもっていることを確認しました。つまり、授業リフレクションが、「教える人の教える人による

教える人のための授業研究」、すなわち「教育実践臨床研究」の方法となるためには、このような授業の営みを前提に考えることがとても大事になってくるということです。

「反省」か「アウェアネス」か

それでは、ここからは、さらに授業リフレクションについて理解を深めていただくために、まず、リフレクションということばのとらえ方から見てみることにしましょう。

「反省」ならサルでもできる

「リフレクション（reflection）」ということばは、日本語では「反射」「反映」「反省」「熟考」「回顧」「内省」「省察」、古くは「熟慮」などと、さまざまに訳されていますが、「振り返り」と理解するのがもっとも平易かもしれません。

近年、看護や看護教育の世界でも関心を集めるようになってきたリフレクションには、これらの訳語のうち、「省察」や「反省」が多く用いられています。しかし、「省察」というと、何やら厳かな雰囲気がただよってきて、自分とは縁のないことのように感じられてしまうかもしれません。

また、「反省」というと、「他者から受ける不足の指摘→反省→落ち込み→自信の喪失」といった、思い出したくもない過去の経験が呼び起こされてしまう人もいるかもしれません。あるいは「怒られる→逃げ出したい→反省したふり→その場をなんとかやり過ごす」といったことは、皆さんも今までの人生のなかで一度や二度は経験したことがあるのではないでしょうか。とはいえ、「反省したふり」だけなら、サルでもできる話です。

すでに確認したように、そもそも授業は一回性の場なのですから、そこで起きたことを後になって「あのときはこうすればよかった」といくら「反省」したところで、時間を戻してその授業をもう一度やり直すことはできません。

ですから、他者からの指摘による「反省」の結果、授業者が前向きに授業改善に取り組むことができるようになれば、それでよいのでしょうが、その瞬間に戻って授業をやり直すことができない以上、多くの場合「反省」は「後悔」となってしまいます。そして、こうした「後ろ向きの反省」やそれを強いられた経験は、「落ち込み・トラウマ」となって、やる気や自信の喪失へとつながったり、人に授業を見せることや自分の授業の振り返りを忌避する原因となってしまったりすることもあるでしょう。

そういえば、いつだったか驚いたことに、「私は授業を振り返らないことにしています！」と豪語する先生に出会ったことがあります。おそらく、この先生にとっては「振り返り＝後ろ向きの反省」なのでしょう。この先生にそう言わせるまでの背景も気の毒なことですが、この先生の授業を受ける学生はもっと気の毒ではないかと思ってしまいます。

　いずれにせよ、このような「後ろ向きの反省」としてのリフレクションと、本書で取り上げる「教育実践臨床研究の方法」としての授業リフレクションは、明確に区別されるべきものなのです。

教える人にとって大切な「アウェアネス」

　「後ろ向きの反省」と、私たちの言う授業リフレクションが、もっとも大きく違うのは、それが授業者の「アウェアネス（awareness）」に信頼した方法であるということです。

　「awareness」とは、「気づき」や「自覚」といった意味に訳されるのが一般的ですが、ひょっとすると、皆さんのなかには、「また横文字かぁ」とため息をついている方もいらっしゃるかもしれません。しかし、日本語では日常的に「気づかされる」という表現が使われることもあるので、それが他者からの指摘や誘導、促しなどによって授業者にもたらされるものではなく、授業者の自分自身のなかに起きる「気づき」という意味で、ここではあえて「アウェアネス」ということばを用いたいと思います。

　たとえば、図3のような光景を思い浮かべてみてください。これは、よくありがちな「授業評価」の場を表したものです。ここでは、微に入り細に入り、観察者から授業者がさまざまに指摘を受けています。授業者の痛い感じが伝わってくるでしょうか。

　もちろん、他者からの指摘や誘導、あるいは既存の評価尺度などによって、授業者が「気づかされる」ということもあるでしょう。しかし、授業は、授業者と学習者とのかかわりによって絶えず複雑に変化する「相互性」の場ですから、指摘や評価表によって「気づかされる」ことと、授業者が目の前の学生とのかかわりのなかで得ている「授業の実感」とはどうしてもズレてしまい、その場限りのものとなりがちです。

　実際、これまで数え切れないほどたくさんの先生方とかかわってきましたが、昨今、自己点検・自己評価の一環で取り入れられるようになった授業評価について尋ねてみても、「へこむことはあっても、役に立つことはあまりない」というのが皆さん本音のようです。また、他者からの指摘というのも、人によっ

図３：よくありがちな「授業評価」

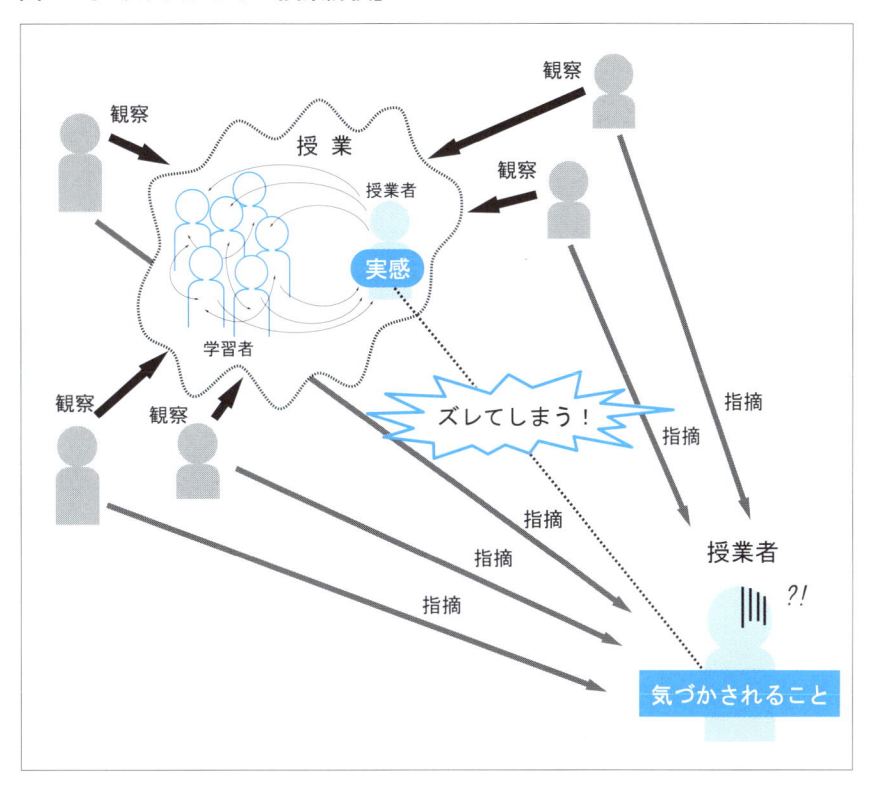

ては「そんなこと言われなくてもわかってる！」「あなただけには言われたくない！」と、カチンとくるだけなのが正直なところのようです。「わかってはいても思いどおりにいかない」のが、授業が「生き物」である所以でもありますからね。授業の結果だけを取り沙汰して「そんなに偉そうなこと言うんだったら自分でやってみればいいでしょ！」と言いたくなる気持ちもよくわかります。

　そもそも、自分の授業をよりよいものに変えていくということは、人にとやかく言われてやるようなことではありません。ナイチンゲールも「『指摘される』からするというのではない」[*4]と書いていますが、それは看護であっても教育であっても同様です。人から見れば、たとえ、どんなに些細なことであったとしても、自分のなかに起きる「気づき」、すなわちアウェアネスが、自分の授業をよりよいものへと変えていくきっかけとなるのです。つまり、私たちの授業リフレクションとは、このような授業者自身のなかに起きるアウェアネスに信頼し、授業者が「自分に経験された授業」と向き合うための充分な時間と場の確保を重視する方法なのだということです。

授業リフレクションとは何をすることなのか　13

授業リフレクションとは何をすることなのか

　では、私たちの授業リフレクションとは何をすることなのか、もう少し詳しくお話ししましょう。大切になる考え方を整理すると次の3つがあげられます。

- 授業のなかで起きていることを振り返って確かめる
- 自分のことばで自分の授業を語る
- 授業のなかでの経験を自分で意味づける

授業のなかで起きていることを振り返って確かめる

　授業リフレクションとは、授業者が自分自身の授業のなかで起きていることを振り返って確かめるということです。

　昨今、リフレクションを能力だのスキルだのといって、それをいかに看護師や教師に身につけさせるかといった議論を耳にすることがありますが、私たちの授業リフレクションは、あくまでも教育実践臨床研究の方法ですし、「授業のなかで起きていることを振り返って確かめる」、このことに尽きます。つまり、授業リフレクションとは能力やスキルの議論ではなく、起きたことの確かめをするか／しないかの意志決定と実践にかかわる問題だということです。

　けれども、授業リフレクションを「する」ことで、他者からの指摘による「後ろ向きの反省」ではなく、授業者自身が自分の授業のなかから手がかりを得て、もっと元気に「前向きに」自分の授業をよりよいものにしていこうと思えるようになれたら、これほど素晴らしいことはありません。考えてもみてください。あなたが学生なら、毎日、嫌々授業に向かう先生と、生きいきと授業に向かう先生と、どちらの授業を受けたいか。教育の質もおのずから異なってくるのは、言うまでもないことでしょう。

　図4は、授業リフレクションの営みを表したものです。これまで「授業は一回性の場である」と繰り返しお話ししてきましたが、一方で、そこでの授業者と学生とのかかわりは、次の授業へと、今後の教育的なかかわりへと連続するものでもあります。つまり、授業のなかで何が起きているのか、学生には何が経験されているのかということをきちんと確かめ、そこでの「気づき」を手がかりに、次の授業へと、あるいは今後の教育的なかかわりへと連鎖させていくことは、自分の授業をよりよいものにしていくために不可欠なことなのです。

図4：授業リフレクションの営み

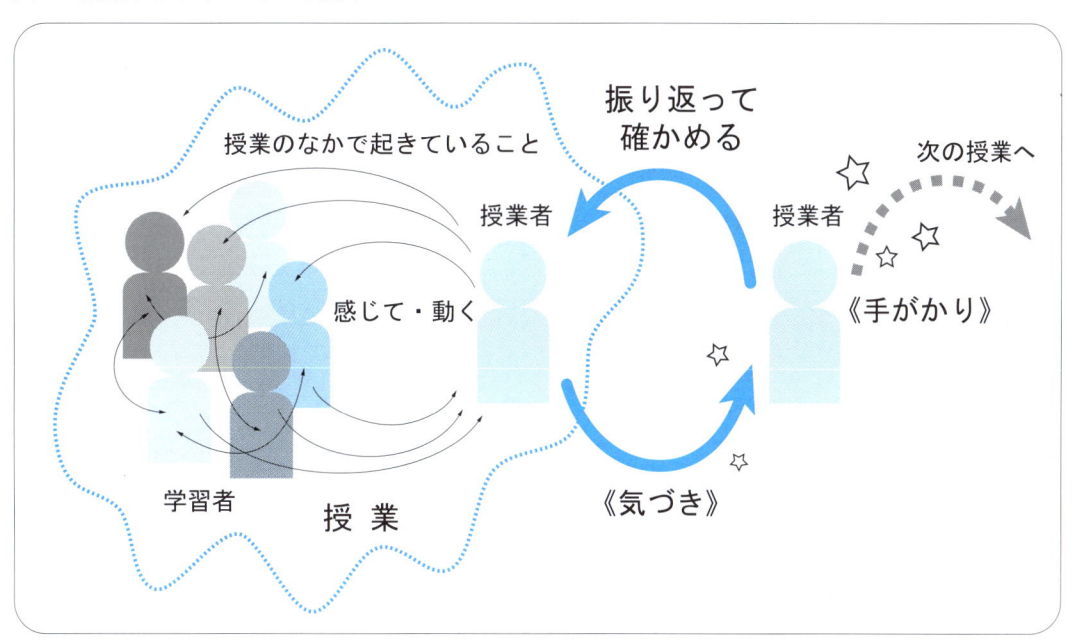

　このことは、看護における「計画―実施―評価」の連鎖と同じように、起きていること（実施）の確かめ（評価）から、「次に何をする必要があるか」「次はどうしていきたいか」（計画）が授業者のなかに生まれ、それが次の授業や今後の教育的なかかわり（実施）へとつながっていくことを意味しています。ですから、目の前の患者に寄り添って看護を考え、実践されてきた皆さんにとっては、目の前の学生と向き合って授業を考え、実践していくために、ここでお話ししたような授業リフレクションがいかに大切になるか、容易にイメージしていただけるのではないでしょうか。

自分のことばで自分の授業を語る

　授業のなかで起きていることを振り返って確かめるためには、「自分のことばで自分の授業を語る」ことが欠かせません。

　授業は目の前の学生との「相互性」の関係によって成り立っているわけですから、そこで「起きていること」のすべては、授業者である自分との「かかわりのなか」で起きています。早合点な人は、「起きていること＝誰の目にも明らかな客観的事実」と勘違いされるかもしれませんが、ここで大切にしてほしいのは、あくまでも自分と目の前の学生とのかかわりのなかで「起きていること＝自分に経験された授業」を振り返って確かめるということなのです。

ですから、授業者は、自分の授業を説明するためにことばを選んだり、探したりする必要はありません。素朴にあるがままに「自分のことば」で授業を語ってみればよいのです。つまり、そこで語られた「自分のことば」こそが、授業者が「自分に経験された授業」がどのようなものだったのかを確かめる際の「もと」となるものだからです。こうした考え方は、精神看護学実習などでしばしば用いられる看護場面の「再構成」に通じるものだともいえるでしょう。

　体裁のよい借り物のことばで、いくら上手に授業を説明できたとしても、それはあくまでも「説明」や自分の行った授業についての「解説」にすぎません。「経験」はそれを自分のことばで表してみることで、授業のなかでの自分に見えていたことやいなかったこと、自分がしていることやしてしまっていること、今の自分にわかっていることといないことなどを、はっきりさせることができます。つまり、このような「自分に経験された授業」の自覚化が、自分の授業をよりよいものにしていくうえでの重要な手がかりとなっていくだけではなく、教える人としての自分自身の成長にもつながっていくのです。

　この意味で、授業リフレクションとは、そうした授業者自身の「語り」と「自覚化」を支援するための方法であるともいえるでしょう。

授業のなかでの経験を自分で意味づける

　「自分のことばで自分の授業を語る」ということは、とりもなおさず「自分に経験された授業」を大切に扱うということです。

　「経験」とは、その人にとってかけがえのないものであると同時に、他人には取って代わることのできないものです。まして誰かが勝手に操作したり、意味づけたりできるものではありませんし、それはしてはいけないことです。

　ですから、授業リフレクションを行うなかで大切にしてほしいのが、授業のなかでの経験を誰かに勝手に意味づけられてしまうのではなく、自分自身で意味づけるということです。

　たとえば、こんな先生によく出会います。授業が終わった直後に、開口一番、「なんか、しっくりいかなかった」「イマイチだった」と、表現こそさまざまですが、もやもやした感じをことばにする授業者です。その場で一緒に授業を参観していた同僚の先生たちに、「あら、よかったじゃない」「先生が何を大事にしているのかすごく伝わってきた」などと言われても、苦笑いこそするものの、半信半疑というか、どうも納得しているようなそぶりではありません。

　いかがでしょう。皆さんにも思いあたる経験がおありでしょうか。少し考えてみてください。もし、ここで出会った授業者が、授業リフレクションを行う

機会を得ることがなかったとしたら…。多忙な日常のなかで、自分のなかに、しっくりいかない感じや、もやもやしたものを残しつつ、次の授業へと臨んでいくことになるのではないでしょうか。そして、再び授業のなかで、漠然とした違和感・不全感を感じてしまったとしたら…。

　ひょっとすると、このようなことを繰り返し経験している授業者も少なくないかもしれません。よもや、それが自分が行う授業に対してなかなか自信がもてない、積極的になれない理由になってしまうのだとしたら、とても悲しいことですね。

　「授業のなかでの経験を自分で意味づける」ということは、このような授業の経験を振り返り、そこでどのようなことが起きているのかをていねいに確かめてみることで、「しっくりいかない感じ」がどこからきているのか、経験の意味を明らかにしていくことでもあるのです。

　ていねいに確かめてみると、授業のなかで自分に見えていた学生の姿は、とても頑張ってくれていたように思えてくるかもしれません。あるいは、学生から出された想定外の疑問に対して、「どうしたらわかってもらえるんだろう?!」と懸命に説明を行い、学生の表情がすっきりしたように見えた瞬間、「やった!!」と思った、というように、思いがけず授業のなかで臨機応変に学生とかかわることができている自分を発見するかもしれません。では、「しっくりいかない」のはどこだったのか──。

　漠然とした「しっくりいかない感じ」の意味が明らかになることで、今後の授業をよりよいものにしていくための手がかりが明確になるかもしれません。なかには、自分の授業の印象ががらりと変わってしまうこともあるでしょう。あるいは、自分がこれまで「授業」というものをどのようにとらえていたのか、自分自身の授業観や枠組みに気づくということもあるかもしれません。

　このように「授業のなかでの経験を自分で意味づける」ということは、授業のなかで起きていることへの「気づき」を、今後に向けての「手がかり」に変えることだといってもよいでしょう。そもそも、学ぶということの本質は自らの経験の意味づけにほかなりません。この意味で、授業リフレクションとは、「自分の授業に学ぶ」ということなのです。

引用・参考文献

＊1 藤岡完治：仲間と共に成長する；新しい校内研究の創造．浅田匡・生田孝至・藤岡完治編著：成長する教師；教師学への誘い，金子書房，1998，p.227-242．

＊2 藤岡完治：「教育実践臨床研究」の誕生；教育メディア研究部会の教育実践研究．教育メディア研究 情報教育実践ガイドⅤ；見えることからの授業の再構成，藤沢市教育文化センター，125-142，2001．

＊3 目黒悟：リフレクションによる授業研究．守屋淳編著：学力が身に付く授業の「技」第2巻 子どもとともに育つ「技」，ぎょうせい，2006，p.192-198．

＊4 フロレンス・ナイチンゲール著，薄井坦子・他訳：看護覚え書；看護であること・看護でないこと 改訳第6版，現代社，2000，p.230．

第 2 章

授業リフレクションに取り組んでみよう

2-1 授業リフレクションのためのさまざまな方法
「考え方」と「方法」は一体のもの！

■ 授業リフレクションにもいろいろある?!

　第1章では、授業とはどのような営みなのか、授業リフレクションとは何をすることなのか、といったことについて詳しくお話ししてきました。私たちの授業リフレクションが前提としている「授業」のとらえ方や、それを行ううえで大事にしている考え方がご理解いただけたのではないでしょうか。

　では、具体的にどのように取り組んだらよいのか、この第2章では、授業リフレクションの方法を取り上げたいと思います。

　最初に表を見てください。これは、普段私たちが用いている授業リフレクションの方法を一覧にまとめてみたものです。

　いずれも私たちが独自に開発したり、既存のものを現場でより使いやすいように応用したりしたもので、これまでに数多くの実践をとおして洗練され、その有用性が確かめられてきたものばかりです。

　ちなみに、表のなかにたびたび登場する「プロンプター」というのは、授業リフレクションの場で、授業者の語りを促進する「聞き手」のことです。思い出してください。前章でお話ししたように私たちの授業リフレクションは、「自分のことばで自分の授業を語る」ということを大事にしています。ですから、どの方法を用いるにしても、この「プロンプター」のかかわりを重視するのが、私たちの授業リフレクションの大きな特徴であるといってもよいでしょう。「プロンプター」のかかわりについては、方法とは切っても切れない関係にあるので、いずれまた詳しくお話ししますね。

■ 「考え方」と「方法」は一体のもの！

　表をご覧になって、「へ〜、こんなにいろいろな方法があるのか〜」と思われた読者の方もいらっしゃるかもしれませんが、前章で触れたように、教師の意志決定や内面過程に注目した授業研究方法を総称して授業リフレクションと呼んでいるので、いくつも種類があるわけです。ですから、この8つ以外にも、

表：授業リフレクションの種類と方法

名　称	方　法
VTRを使った授業リフレクション[*1]	VTRを見る前に授業者は自分のなかに残っている授業の印象や学生の具体的な姿、自分と学生とのかかわりなどを思い出せる範囲でプロンプターに話す。次にVTRを見ながらそのつど、感じたこと・気づいたことをプロンプターに話す。視聴後、VTRを見る前と後での印象に違いがあるのか、さらに、次時に向けての方針などについて、思いつくままプロンプターに話す。
カード構造化法	授業全体の印象を1枚のカードに表現する（印象カード）。次に授業のなかで感じたことや考えたこと、気づいたことなどを、カードに1枚1項目で書き出す。書き終えたカードを二分法で分類し、それぞれに見出し語を付け、カードがこれ以上分けられなくなるまでこの作業を繰り返す。こうしてできた見出し語を、最初に書いた印象カードの下に次元をそろえてツリー状に展開させ、完成したツリー図をもとにプロンプターと考察を行う。
リフレクションシート	授業者は授業前に「本時のねがい・目標」「当初Plan」を記入し、授業終了直後に「See（見取ったこと）」「修正Plan（考え直したこと）」「Do（実際に行ったこと）」を授業の流れに沿って記入する。次にこのシートをもとにプロンプターと共に振り返りを行う。その際、新たな発見や気づきがあればシートに追加記入を行う。
学びの履歴シート[*2]	毎時間、学生たちに授業のなかで気づいたこと・感じたことを、シートに自由に記入させる。単元終了後、授業者はこのシートを読み返し、各時間ごとに、その時間の学生の様子と考え合わせながら、読み取ったことを記入する。記入が済んだら、あらためて「自分が読み取ったこと」を時系列で読み返し、振り返りを行う。
「日記調」形式による実践報告[*3]	日付を付し、時系列に沿って実践の経緯を記述する。次に経緯の記述を読み返し、そこで起きていたことや学生が経験していたこと、さらに自分がしようとしていたことはなんだったのか、あるいは実際にやっていたことはなんだったのかなど、一連の実践を振り返って見えてきたことを記述する。
対話による授業リフレクション	授業全体の印象をなるべくひとことで表し、その印象がどこからきているのかをプロンプターに話す。次に時間経過に沿って授業のなかで起きていたことを思い出せる範囲でプロンプターに話す。プロンプターによって板書（あるいはノートに記録）された語りをもとに、あらためて全体を振り返り、授業の印象や次時に向けての方針などについて、思いつくままプロンプターに話す。
集団による授業リフレクション	授業者・参観者それぞれが、自分のなかで何が起きていたのか、自分自身に経験された授業の事実をなるべく時間経過に沿って白紙の紙に書き出す（セルフ・リフレクション）。全体の場では、この紙をもとに授業者と参観者が各自に経験された授業を出し合い、交流することで、互いに経験された授業の「違い」や「ズレ」を明らかにし、授業者の振り返りを支援する。
「参加者用振り返りシート」を使った集団による授業リフレクション[*4]	集団による授業リフレクションに先立って、参加者は自分自身に経験された授業の「事実」と「解釈・感想」をシートに書き分ける。全体の場では、「事実」の欄を中心に、そこから離れないように発言することで、互いに経験された授業の「違い」や「ズレ」を明らかにし、授業者の振り返りを支援する。

いろいろな人が、さまざまな方法を提案しています。

けれども、その人たちと私たちが大事にしていることが必ずしも一緒ではないので、それらを用いることが、そのまま教育実践臨床研究につながるわけではありません。つまり、教育実践臨床研究の基本となる「考え方」と具体的な「方法」が一体となって、初めて私たちのいう授業リフレクションが成り立つということなのです。この意味では、私たちの授業リフレクションも、考えなしにだだ方法だけをなぞってみても仕方がないかもしれませんね。

ところで、私と看護教育のかかわりは、1996年から神奈川県立看護教育大学校（現・神奈川県立保健福祉大学実践教育センター）の看護教員養成課程で授業を担当するようになったのが最初です。偶然ですが、小学校や中学校の先生方と一緒に、授業研究の方法として授業リフレクションに取り組むようになったのも1996年ですから、看護教育とのかかわりと同じだけの歳月、授業リフレクションにかかわってきたことになるわけです。

この間、学校教育と看護教育の別なく、数え切れないほどたくさんの現場の先生方や教員養成課程の学生さんたち、あるいは臨床の実習指導者さんや看護師さんたちと、数え切れないほどたくさんの授業リフレクションを行ってきました。そして、そうした実践の積み重ねをとおして、「教える人の教える人による教える人のための授業研究」すなわち「教育実践臨床研究」の輪郭も次第に明確になってきましたし、その方法としての授業リフレクションもより実践的に使いやすいものへと進化してきました。つまり、私たちの授業リフレクションは、よくあるように、どこかの人が考えた理論をうやうやしくもってきて、現場の実践に無理矢理あてはめようとしたものではなく、あくまでも実践の只中で、理論的にも方法論的にも鍛え上げられてきたものなのです。

もちろん、このことは今でも現在進行形です。ですから、表に紹介した以外にも、日々現場の先生方とのかかわりをとおして、これからも新たな方法が生まれてくる可能性が充分にあるわけです。

看護教育でヒット中の方法！

表に紹介した8つの方法は、それぞれに特徴があって、どれも甲乙つけがたいものです。用途や使う人との相性もあるでしょうから、自分に合ったものが見つけられるといいと思います。ちなみに、普段私のかかわっている小・中学校、あるいは特別支援学校の先生方と授業リフレクションを行うときには、わりと「VTRを使った授業リフレクション」や「対話による授業リフレクショ

ン」を用いることが多いように思います。

　一方、看護教育では画面写りを気にする人が多いためか、「VTRを使った授業リフレクション」はあまり人気がなく、「カード構造化法」と「リフレクションシート」、そして「集団による授業リフレクション」の3つがよく用いられています。学内での講義や演習だけでなく、臨地実習も含めて、たくさんの実践が積み上げられつつありますし、学会発表まで行われている実践もたくさんあるほどです。また、とりわけ「カード構造化法」に関しては、臨床で教育に携わっている看護師さんたちによる実践も増えてきました。

　そこで以降では、授業リフレクションの具体的な方法として、「カード構造化法」「リフレクションシート」「集団による授業リフレクション」の3つを取り上げ、詳しく紹介することにしたいと思います。

COLUMN
日常的な振り返りと授業リフレクションの違い

　授業リフレクションについてお話ししていると、時折、「授業の振り返りならいつだってやっています。どうしてそんな方法を使ってわざわざ振り返りをする必要があるんですか?」とおっしゃる方に出会うことがあります。確かに「私は授業を振り返らないことにしています!」と豪語するような先生(第1章-2)は例外としても、日常的に自分の行った授業を振り返らない人はいないと思います。

　ただ、日常的な振り返りというのは、「時間が足りなくなって予定したところまで終われなかった。次はこの続きからやらなくっちゃ」とか、「またあの学生がうるさかった。おかげで予定が変わってしまった」といったように、授業のなかで特に気になったことのみについてであったり、それこそ「なんか、しっくりいかなかった」「イマイチだった」というような漠然とした授業の感触についてのみだったりすることが多いのではないでしょうか。

　また、多忙な日常のなかでは、教室を出てから教員室に戻る道すがら、そうしたことをなんとなく振り返っていたとしても、自分の席に着けば次の仕事が待ち受けていたり、一息つく間もなくそのまま実習指導に出かけたりと、終わった授業のことをいつまでも引きずっているわけにもいかないでしょう。

　ここに誰もが日常的に"なんとなく"行っている振り返りと、授業リフレクションの大きな違いがあります。言うなれば、多忙な日常のなかにあって、しばし立ち止まり、授業のなかで起きていることを振り返って"ていねい"に確かめてみるのが、私たちの授業リフレクションなのです。もちろん、「毎時間、授業リフレクションをしなければならない」などというつもりはありません。でも、時には立ち止まって振り返ってみることが大切なのではないでしょうか。

2-2 カード構造化法による授業リフレクション
自分のことばで自分の授業を語ろう！

☐ カード構造化法とは

　授業リフレクションにはさまざまな方法がありますが、なかでも「カード構造化法」は、授業の印象をカードに書き出し、それを二分法で整理していくことで自分の授業の構造を明らかにするとともに、授業や学生を見る見方など、自分のもっているさまざまな枠組みを「自分のことば」で確かめていく方法です。

　ここで紹介するのは、井上・藤岡[*5]によって開発されたカード構造化法を、目黒ら[*6,7]が中心になって学校現場でより使いやすいようにアレンジしたもので、前項でも触れたように、看護学校の先生方や実習指導者の皆さん、さらに、臨床で教育に携わっている看護師さんたちによる実践も増えてきています。

　自分自身の日々の授業をよりよいものにしたいというのは、誰もが願うところでしょう。しかし、自分の授業の欠点を他者から指摘を受けて反省するといった、これまでの授業研究、あるいは授業評価のやり方では、自分が授業のなかで得ている実感から離れてしまい、指摘が改善につながるというよりは、授業者がやる気を失ってしまうこともしばしばでした。

　そこで、皆さんにぜひ大切にしてほしいのは、自分が行った授業を素朴に振り返り、そこでの経験をあるがままに自分のことばで語ること、そして、目の前の学生と自分とのかかわりのなかで起きていたことを確かめ、気づきを得て学んでいけるような授業リフレクションです。

　この意味で、「自分のことばで自分の授業を語る」ことに主眼を置いたカード構造化法は、そうした授業リフレクションを可能にする優れた方法の一つだといえるでしょう。

☐ カード構造化法の手順

　図1に示したように、カード構造化法による授業リフレクションは、大きく分けて「ツリー図の作成」とそれを用いた「考察」の2つの段階に分かれます。

　それぞれにかかる時間には慣れや個人差もありますが、「ツリー図の作成」

図1：カード構造化法による授業リフレクション

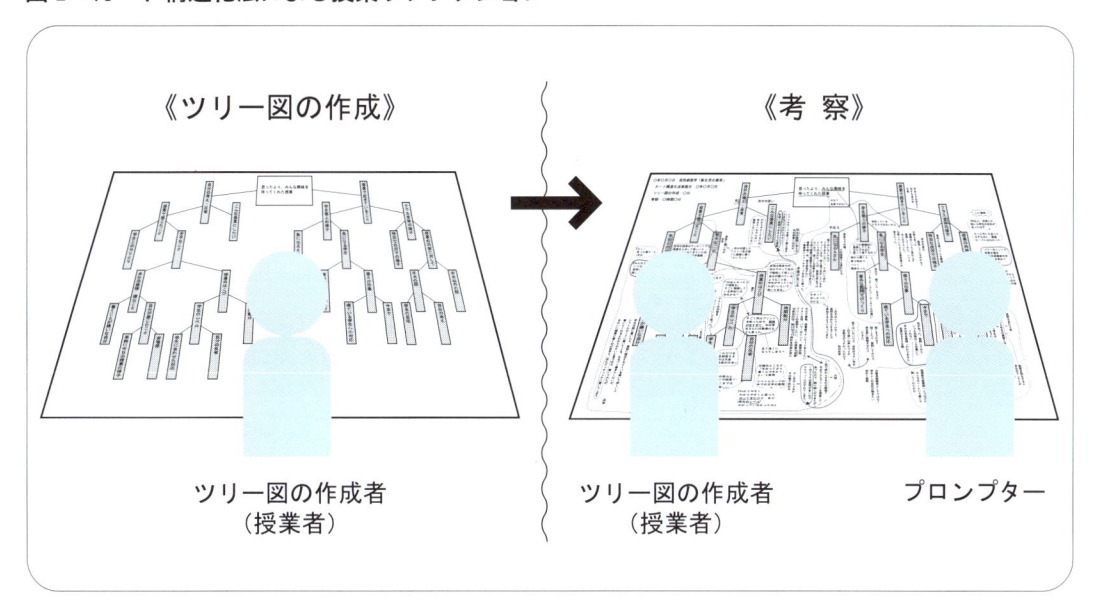

《ツリー図の作成》　　　　《考　察》

ツリー図の作成者　　　　ツリー図の作成者　　プロンプター
（授業者）　　　　　　　　（授業者）

が30～40分程度、「考察」で1時間程度とみてください。この2つの段階は続けて行うのが望ましいのですが、時間があまりない場合はカードの記入だけを済ませておいて、後から「ツリー図の作成」を行ってもよいでしょう。また、「ツリー図の作成」までを一区切りとし、後日「考察」から再開することも可能です。

「ツリー図の作成」では、作業スペースとして、大きめの紙が広げられて、周囲にカードや筆記用具などが置けるくらいの広さが必要になります。また、「考察」は、後述するプロンプターと2人で行うことになりますので、完成したツリー図を2人で並んで見られるだけのスペースが必要となります。

事前に準備する物は、次のとおりです。

- カード（名刺大の厚紙：30～40枚程度）
- ラベル（付箋紙：75mm×14mmのものが使いやすい）
- 大きめの紙（A2判程度：A3判の紙2枚を合わせた大きさのもの）
- のり
- 筆記用具、ラインマーカー数色

それでは、「ツリー図の作成」から「考察」の進め方までを順番に説明していくことにしましょう。

《 ツリー図の作成 》

①印象カードを書く

　1枚のカードに授業全体の印象を、単語あるいは単文で書きます。「この授業をひとことで言い表せば…」と考えて、あまり難しく考えすぎずに最初に頭に思い浮かんだことばをそのままカードに書きましょう。

　書き終えたら、「大きめの紙」の一番上・中央に貼ります。

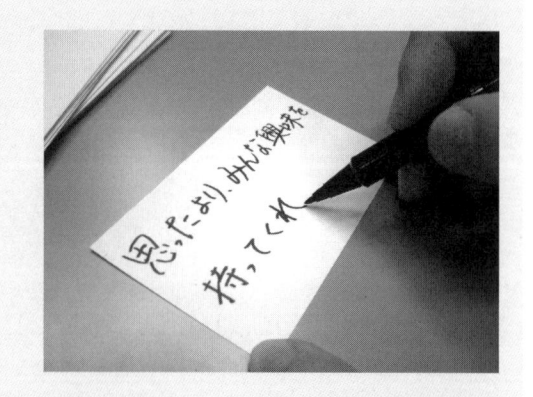

②関連カードを書く

　授業のなかで感じたこと・考えたことを、1枚1項目で、思いつくままにすべてカードに書き出します。この時に大事なことは、自分の感じたこと・考えたことを取捨選択せず、単語あるいは単文で、素直に書き表すことです。人に見せるためのカードではないので「これで伝わるかな？」などと気にする必要はありません。自分さえわかればOKです。

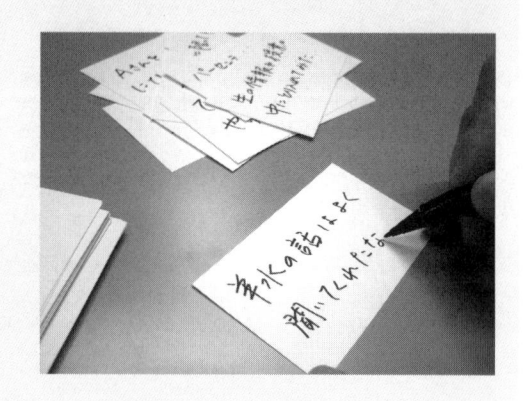

③関連カードの整理

　書き出したカードをもう一度読み返し、1枚1項目になっていないカードを新しいカードに分けて書き直したり、新たに思いついたことを追加したりします。

④関連カードの分類

　すべての「関連カード」を裏返しにしてよく混ぜたあと、ひとまとめにして手に持ちます。そして、1枚ずつ上から順に見ながら、「似ている／似ていない」「一緒にする／しない」といった単なる類似の度合いで2つの山に分けます。あらかじめ基準となる観点を用意して、それに沿って分けるようなことはしません。"直感"を大事にして分けましょう。

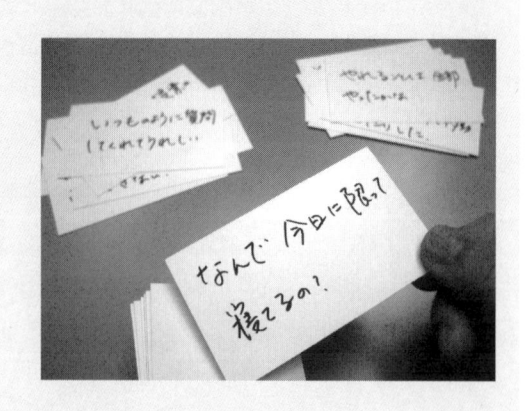

⑤ラベリング

　分け終わったら今度は付箋紙を縦に使い、それぞれのカードの山に対して、その山をひとことで表すような「ラベル（見出し語・タイトル）」を付けます。

　ここでは、その山に分類されたカードを見返して、その山全体から受ける"印象"や"感触"を大事にします。自分にしっくりくる表現が見つけられるとよいでしょう。

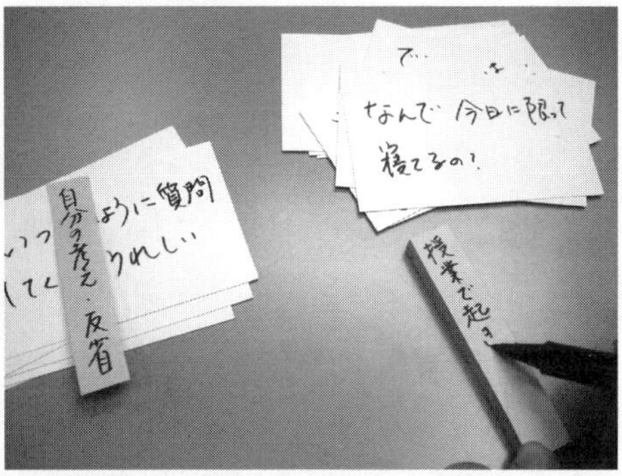

⑥ツリー図の作成

　⑤で得られた「ラベル」を「印象カード」の左右、やや下に、次元をそろえて貼ります。

　この時、関連カードとラベルの関連がわからなくなるのを防ぐために、貼り付けたラベルの下にそれぞれのカードの山を置いておくとよいでしょう。

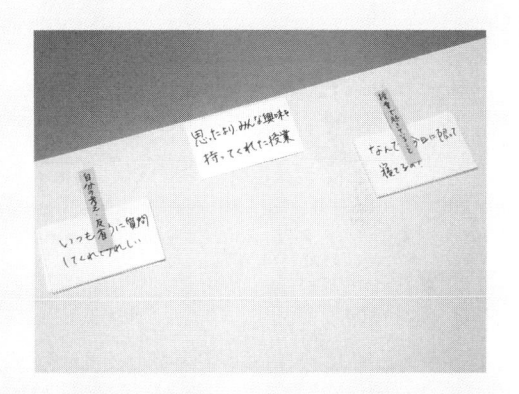

⑦上記④〜⑥の繰り返し

　こうして分けられた一方の山に対して上記④〜⑥の作業を行います。そして、それによってできた２つの山の一方に対して、再び④〜⑥の作業を行い、さらにそれによってできた２つの山の一方に対して再び…、というようにこれ以上分けられなくなるまで同様の作業を続けます。

　なお、ここからのラベルを貼る場所は、常に直前のラベルの下になります。

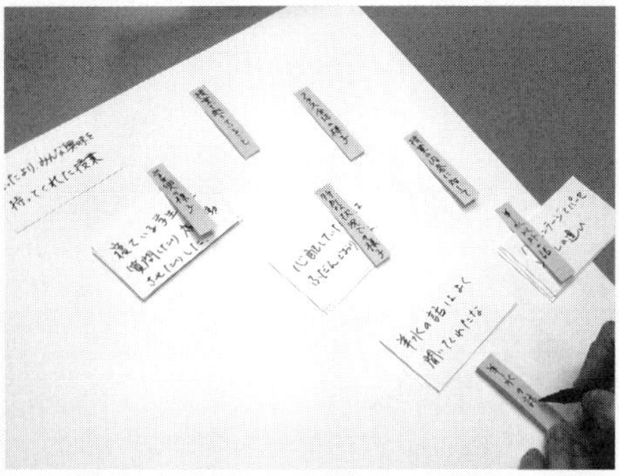

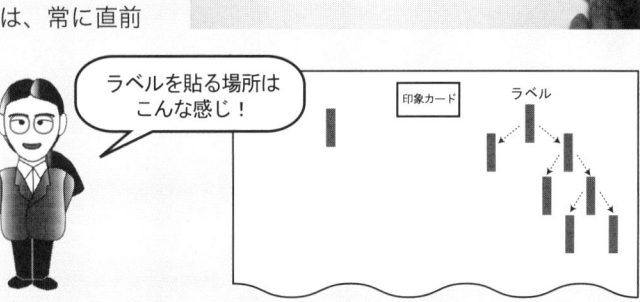

ラベルを貼る場所はこんな感じ！

カード構造化法による授業リフレクション　27

⑧まだ作業を行っていない山に対して、上記④〜⑥の作業を繰り返す

　片方の山が最後までいったら、まだ手つかずの山に戻るわけですが、その時にも必ず「これ以上分けられない」と思うまではその山だけに作業を行ってください。

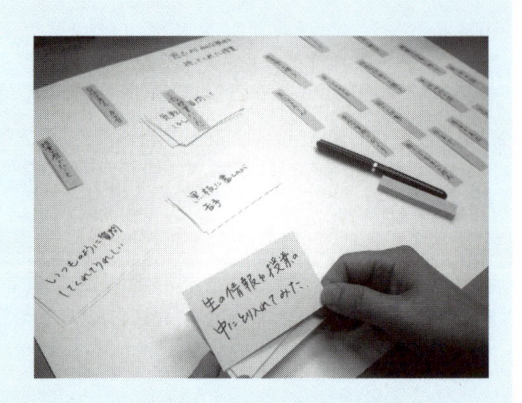

⑨ツリー図の完成

　すべての作業が終了したら、関連カードが、どのラベルに分類されたカードか後でわかるように、対応するラベルとカードに同じ記号（アルファベットや数字など）を振っておくようにします。

　記号を振り終わったら関連カードを片付けて、各ラベルの次元や左右の間隔がなるべく等しくなるように整頓します。ラベルは、めくれ上がらないように、しっかりのり付けしてください。

　最後に、印象カードを出発点に、各次元のラベルを分かれていった順番に線で結んだら、ツリー図は完成です。

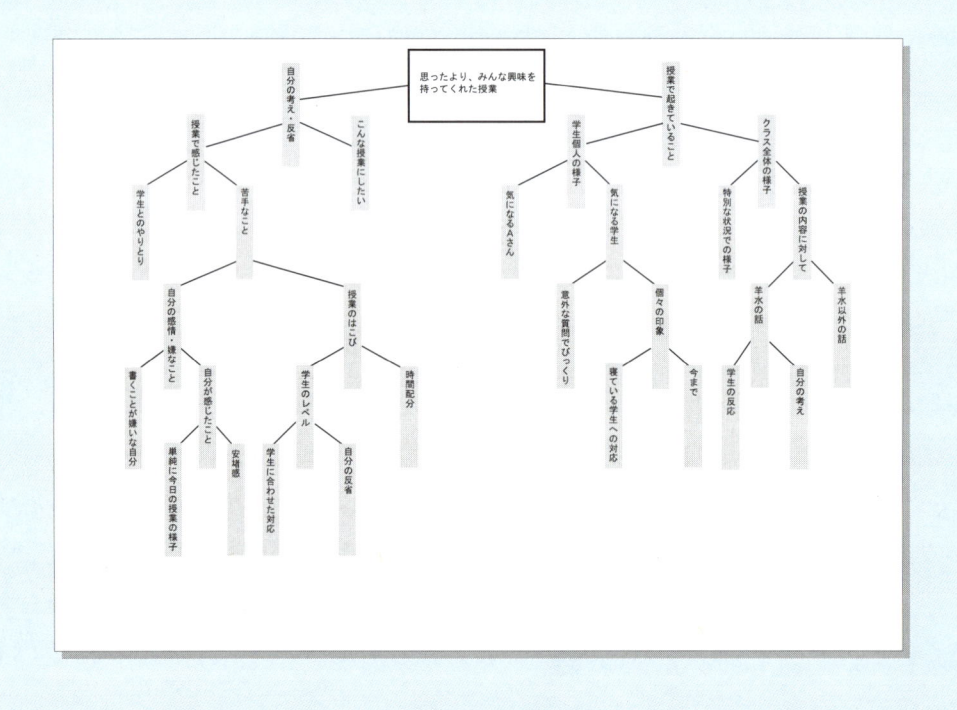

《考察の進め方》

「考察」は、仲間がプロンプター（語りの促進者：聞き手）として参加して、2人で行います。ツリー図の作成者は、プロンプターの助けを借りて、ツリー図上に現れた自分のことばを手がかりに、さらに自分のことばで授業を語っていきます。

①印象カードやラベルに現れたことばをプロンプターに説明する

まず印象カードの説明から始め、次にラベルの語句の説明へと移ります。ラベルの説明はツリーの上から下へと順番にたどっていくようにします。説明は関連カードに頼らずに行うことが望ましいのですが、どうしても思い出せない場合には参照してもよいでしょう。

プロンプターは、印象カードやラベルの語句を順番に指し示し、「これってどういうこと？」と作成者に説明を促したり、わからないところは「もう少し具体的に言うと？」「どうしてそう思ったのかな？」などと質問したりして、語られたことばを印象カードや該当するラベルのそばの余白に書き込んでいきます。書き込みにあたっては、解釈を交えたり、言い換えたりせずに、語られたことばをそのまま記入するようにします。

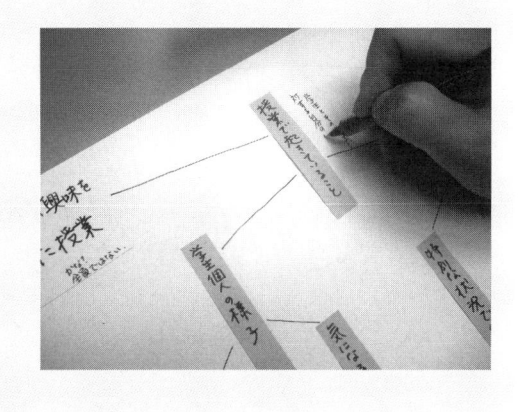

印象カードについての作成者の説明が終わったら、次のラベルは上から順に必ず2つに分岐しているので、そのつど「どっちからいきますか？」と声をかけて、話しやすいほうから説明してもらってください。上から下までいったら、まだ手つかずのラベルに戻ります。

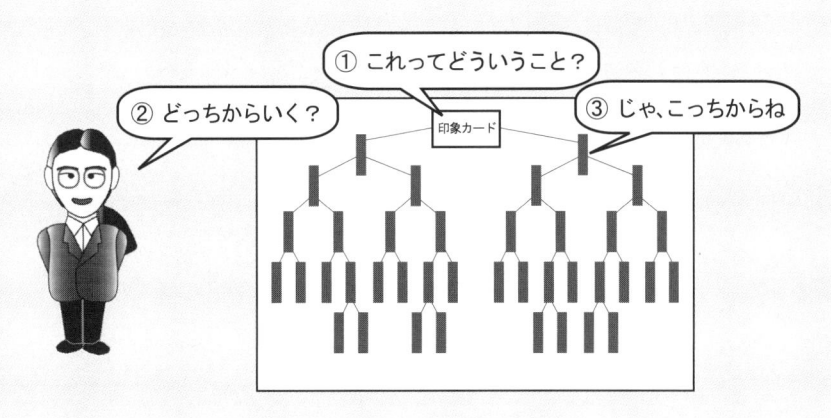

① これってどういうこと？
② どっちからいく？
③ じゃ、こっちからね

カード構造化法による授業リフレクション　29

②印象カードやラベルについて充分に説明できたか確認する

　印象カードとすべてのラベルの説明が終わったら、あらためてツリー図全体を眺めてみて、言い足りなかったこと、付け足しなどがあれば補足説明を行います。

　プロンプターは、「全部のラベルについて一通り話してもらいましたが、何か言い足りなかったことや、思い出したことがあったら話してください」「だいたい全部話せた感じですか？」などと声をかけて、もし新たに語られたことばがあれば、余白に書き込んでいきます。

③ラベルやツリー図上の書き込みに現れたことばの関係を見る

　ラベルやプロンプターによって書き込まれたことばから、関連のありそうな箇所を見つけ、グループ化したり、線で結んだりしていきます。この時、数色のラインマーカーを使い分けると、それぞれの関係を見やすくできます。一通りグループ同士の関係が見終わったら、印象カードとツリー図のどのあたりが強く引き合っているのか関連も見てみましょう。

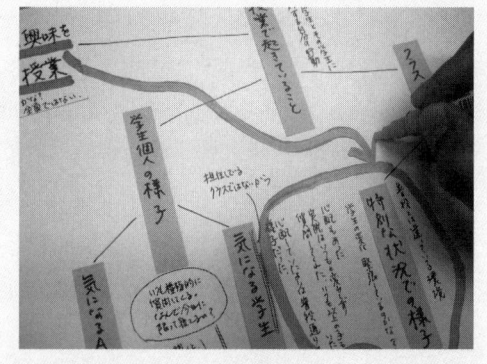

　プロンプターは、ラベルやツリー図上の書き込みをもとに、グループ化できそうな部分や関係のありそうな箇所を見つけ出し、「このへんとこのへんは同じようなことが出てきてるんだと思うけど、どうかな？」「こことここは関係ありそうかな？」などと言って、本人に考えてもらうようにします。

　また、グループ化したところには、そのグループをひとことで表すような名前を付けてもらったり、グループ同士を結んだ線のところにも、その線の意味を名付けてもらうようにします。どんな意味柄のグループなのか、どんな理由でグループ同士を線で結んだのかを思い出してもらうと、ことばにしやすいでしょう。

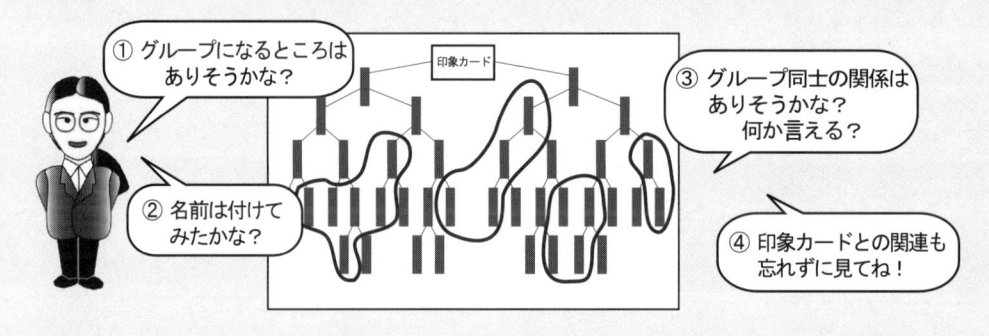

① グループになるところはありそうかな？
② 名前は付けてみたかな？
③ グループ同士の関係はありそうかな？　何か言える？
④ 印象カードとの関連も忘れずに見てね！

④ツリー図全体からキーワードになるものを探す

繰り返し使われたことばや似たようなことばが、キーワードとなる可能性があります。何度も出てきたように感じることばには、すべて傍線を引いてチェックしてみると、よりはっきりとさせやすくなるでしょう。

プロンプターは、考察を進めるなかで作成者が語ったことやツリー図上の書き込み・ラベルなどから、キーワードになりそうな箇所を見つけたら、「いくつも〇〇ってことばが出てくるけど…」と言って、本人に考えてもらいます。

⑤考察の終了

考察を行うなかで思ったこと・考えたこと・気づいたこと・感想などを、ツリー図の余白か別紙に、日付を付して書き留めておきましょう。

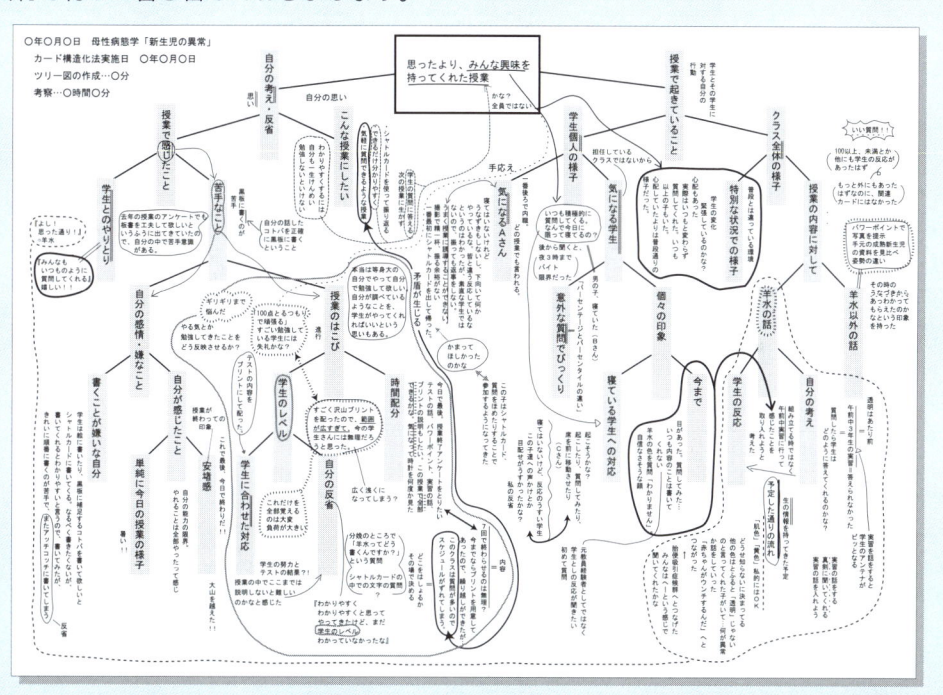

考察の済んだツリー図は大切にとっておこう！

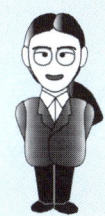

プロンプターのかかわり

　カード構造化法に限らず、授業リフレクションの場で「語りの促進者：聞き手」として、授業者の振り返りを支援する人のことを「プロンプター」と呼んでいます。

　プロンプターは、授業者の語りにじっと耳を傾け、わからない点については質問し、返ってきたことばに再び耳を傾けるということを繰り返しながら、授業者に経験された授業がどのようなものであったのかを了解しようとします。

　以下に示したのは、カード構造化法において、ツリー図の「考察」にプロンプターとしてかかわる際の留意点です。

> **プロンプターとしての留意点**
> - 書かれているラベルを尊重する
> - 無理に語らせず、聞き役に徹する
> - 自分の考えや思いを押しつけたり、自分の望む答えを引き出すような操作的質問や誘導尋問にならないようにする
> - 授業者が自問自答する場をつくる

　一見、難しそうに感じられるかもしれませんが、ここで大事になるのは、皆さんが臨床で患者さんにかかわるときと同じように、相手の経験や思いを「知りたい・わかりたい」という気持ちです。

　こうしたプロンプターのかかわりが、授業者にとっては自分自身に経験された授業の自覚化をもたらすことにつながっていくのです。

カード構造化法の活用

　ここまで、カード構造化法の手順とプロンプターのかかわりについて、詳しく説明してきました。せっかくなので、この機会にカード構造化法の活用について、いくつかお話ししておきたいと思います。

→ 何について印象カードを書くのか?!

　カード構造化法は、何について「印象カード」を書くのかで、さまざまな実践のリフレクションが可能になります。

たとえば、先のカード構造化法の手順では、「この授業をひとことで言い表せば…」と考えて印象カードを書きましたが、1コマの授業を対象にするだけでなく、「単元全体の印象をひとことで表せば…」と考えて書けば、単元全体のリフレクションができます。また、実習を対象にリフレクションをするのであれば、特に場面は限定せずに、「1クール全体を振り返って印象をひとことで表せば…」と考えたらよいでしょう。

　ですから、臨床で教育に携わっている看護師さんが行うのであれば、「スタッフへの指導場面を振り返って…」とか「プリセプターとしての1年間を振り返って…」といったお題にすれば、自分の教育的なかかわりについてのリフレクションになります。さらに、「患者さんとのかかわり」とか「新人看護師としての1年間」などと考えて印象カードを書けば、教育的なかかわりだけでなく、自分自身の看護実践をリフレクションすることも可能になってきます。

　このように「印象カード」を書くときのお題を工夫するだけで、さまざまなリフレクションができるわけですが、たとえば「気がかりな場面」とか「失敗したなと思っている○○」などといったように、場面に限定をかけすぎたり、ネガティブな印象を誘導したりするようなお題は好ましくありません。お題を考えるときには、ぜひこのことは忘れないでくださいね。

　ここに紹介した以外に、もし、もっとイケてるお題を考えた方がいらっしゃったら、私にも教えてもらえるとうれしいです。

自分の授業の構造をよりはっきりさせるために

　普段、私のいる藤沢市教育文化センターでは、3年間の任期で小・中・特別支援学校の先生方を研究員に迎え、一緒に研究を行うという仕組みをとっています。私の研究室でも毎年何人かの研究員が交代しますが、新研究員には夏休みを迎えるまでの間に、カード構造化法による授業リフレクションを3回行ってもらっています。

　3回という数字に特に深い意味があるわけではありませんが、授業リフレクションに慣れるという点では何回か繰り返したほうがいいでしょうし、カード構造化法の場合は3回行った結果、できあがった3つのツリー図を比較考察することで、自分の授業の構造をよりはっきりとさせることができるからです。

　「構造」というのは、授業を構成するさまざまな要素がどのように関係し合ってその授業を形づくっているのかということです。たとえば、学習者に考えさせると称して行う授業者のはたらきかけの繰り返しが、かえって考える余地を奪うことになってしまっている授業もあるでしょうし、授業者としてはダメだ

ダメだと自信のもてなかった授業のなかでも、学習者がしっかり学んでいるということもあるでしょう。案外、自分の授業の構造がどのようになっているのかということについては、授業者自身も無自覚であることが多いものなのです。

そこで、3つのツリー図を並べてみて、共通していること／していないこと、はっきりしていること／していないことなどをあらためて見直してもらうと、自分の授業の「構造」、すなわち、自分の授業の"今"の状態がより明確になってきて、なかには今後の実践に向けての"課題"がはっきりしてくる研究員もいます。この意味でカード構造化法は、研究員としての出発点を記録するという役割も担っているのです。

もちろん、カード構造化法による授業リフレクションは1つの授業を対象に、ていねいに振り返って確かめてみるだけでも充分に得るものはあると思いますが、こうした使い方もあるんだということを知っておいてもらってもよいかもしれません。

学生にはやらせない！

研修会の場で実際にカード構造化法の演習に取り組んでもらうことも多いのですが、時折、「帰ったらぜひこれを学生にやらせてみたい！」とよこしまな気持ちを起こす人がいて困っています。

カード構造化法は、自分の見方・考え方といった、自分のもっているさまざまな枠組みを確かめるという特徴があるので、まだ自分の枠組みをつくっている最中の学生にこの方法を用いるのには無理があります。仮にやってもらったとしても、ツリー図に結果として表れてくるのは、その学生のもっている枠組みというよりは、先生から教わったもの（借り物）である可能性も高いと思います。もし、先生がその結果を見て喜んでいるようなら、学生のツリー図に先生が見たいものを見ているだけだといってもよいでしょう。

思い出してください。第1章でお話ししたように、授業リフレクションとは、あくまでも授業研究を行う際に教師が用いる「研究方法」のことであり、学生や教師に対して用いる「学習方法」ではないということです。おそらく、カード構造化法を学生にやらせようと考える人は、このことを忘れてしまっているのでしょう。ちなみに、私が看護実践のリフレクションを勧めるときも、最初は看護師になって1年くらい経ったタイミングにするようにしています。授業も看護も「実践」には違いありません。自分の実践を研究するには、自分なりに看護経験をある程度積んだうえでこそ、リフレクションする意味があると考えているからです。

自分の変化や成長を知るために

　カード構造化法による授業リフレクションに取り組んだあとは、考察の済んだツリー図を大切に保管しておくとよいでしょう。

　もし、またカード構造化法を行う機会があったら、過去に行ったときのツリー図と見比べてみてください。自分のなかで何が変わっていて、何が変わっていないのか、自分自身の変化や成長を知ることができるかもしれません。あるいは、自分のなかで一貫して変わらない大切なもの、たとえば、看護観や教育観などが確かめられるかもしれません。

　考察の済んだツリー図には、自分の授業の"今"であるとか、自分の見方・考え方の"今"が表れていますから、それらを記録として"残す"というのもツリー図の大切な役割なのです。

COLUMN

なんで2つに分けるの?!

　研修会でカード構造化法の演習をやってもらうと、たまに「これって、KJ法と同じですよね」という人がいて、「え〜、どこが〜?!」と、心のなかで一瞬驚いてしまうことがあります。確かにラベリングで、分類したカードに名前を付けるあたりは、KJ法のよさに通じるところがあるので、そう感じられるのかもしれません。とはいえ、カード構造化法の大きな特徴は、書き出したカードを「2つに分ける!」ところにあります。

　KJ法は、何らかの意味のまとまりでカードを仲間分けし、できあがったグループ同士を大きな意味のまとまりにしていくという分類をします。それに対してカード構造化法は、すでにご承知のように、まず全体を2つの大きな山に分け、次にそれぞれを2つに分け、またさらに2つに分けるといった分類をします。また、KJ法の分類には、習熟と技能が求められますが、カード構造化法にとって必要になるのは、"直感"とあるがままの"自分のことば"です。

　そういえば、よくある質問に「なんで2つに分けるの?!」があります。「四の五の言わずに、やってごらん」と答えると、大方の人はやり終わって納得してくれるのですが、それでもまだ知りたがる人がいます。この際、種明かしすると、カード構造化法が「二分法」を使っているのは、あらかじめ用意した基準（借り物）に当てはめたり、自分の望む方向に意図的・操作的にカードを分類してしまったりするのを防ぐためです。私たちは必ずしも自分が意識しているような観点を用いて実際の行動をとっているわけではありません。つまり、"直感"でカードを2つに分けていくことで、自分のなかにある観点や枠組みを明らかにしていくところに、2つに分ける秘密があるのです。

2-3 リフレクションシートによる授業リフレクション
授業のなかで起きていることを確かめよう！

◻ リフレクションシートとは

　第1章でお話ししたように、授業リフレクションとは、「授業のなかで起きていることを振り返って確かめる」ということです。授業者は自分に経験された授業を自分のことばで語ることをとおして、そこでの経験を自分自身で意味づけていきます。ですから、授業リフレクションのために生まれたさまざまな方法は、いずれも授業者が自分のことばで授業を語ったり、再構成したりするのを支援するためのものだといえるでしょう。

　前項では、そうした授業リフレクションの方法のなかから、"自分のことば"に焦点をあてた「カード構造化法」を取り上げました。これから紹介する「リフレクションシート」[8,9]は、授業者が自分に経験された"授業の流れ"を時間経過に沿って再構成するのに適したツールです。

　シートは図2のように5つの記入欄からなっていて、「①本時の目標・ねがい」と「②当初Plan」の欄には授業前に考えていたこと、「③See」は授業中に見取ったこと、「④修正Plan」は見取ったことをもとに考え直したこと、「⑤Do」は授業中に実際にやったことが書き分けられるようになっています。

図2：リフレクションシート

①本時の目標・ねがい〔　　　　　　　　　　　　　　　　　　　　　〕			
②当初Plan	③See	④修正Plan	⑤Do

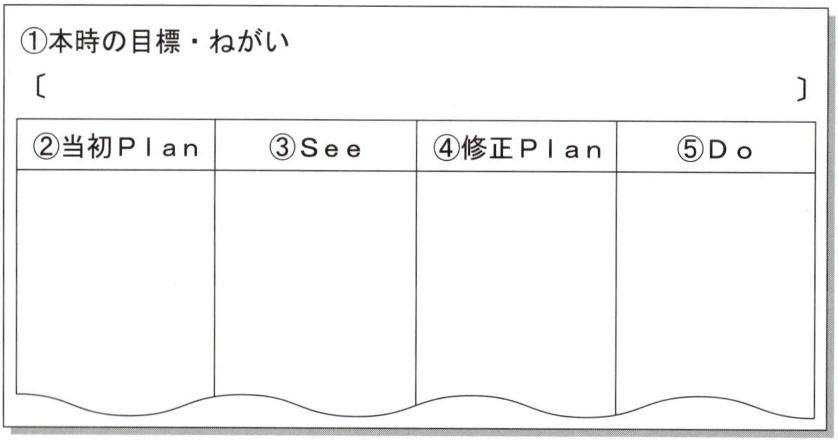

こうして、授業者は自分自身の内面過程を明らかにすることで、実際に行った"授業の流れ"を確認します。また、リフレクションを終えたあとにあらためてシートを見返すことで、今後の授業の手がかりを導き出したり、自分の授業の構造を明らかにしたりすることも可能です。

このシートは、もともと小・中・特別支援学校の先生方向けに開発したものですが、看護場面の「再構成」[*10]になじみのある読者の皆さんにとっては、初等・中等教育の先生方よりもずっと取り組みやすいツールのようです。実際、最近では、個人の取り組みだけでなく、学校全体での取り組みにも用いられるようになってきました。そこでは、同僚同士で授業を参観したあとに、授業者がシートをもとに自分の授業を再構成していく過程をみんなで支援するかたちで授業リフレクションが行われています。

リフレクションシートの使い方

リフレクションシートによる授業リフレクションは、図3のように、授業者が行う「シートの準備」「授業の実施」「シートの記入」と、後述するプロンプターとともに行う「授業リフレクション」、さらに授業者による「シートの確認」という流れで進めます。

以下では、この流れに沿ってリフレクションシートの使い方を説明していくことにしましょう。

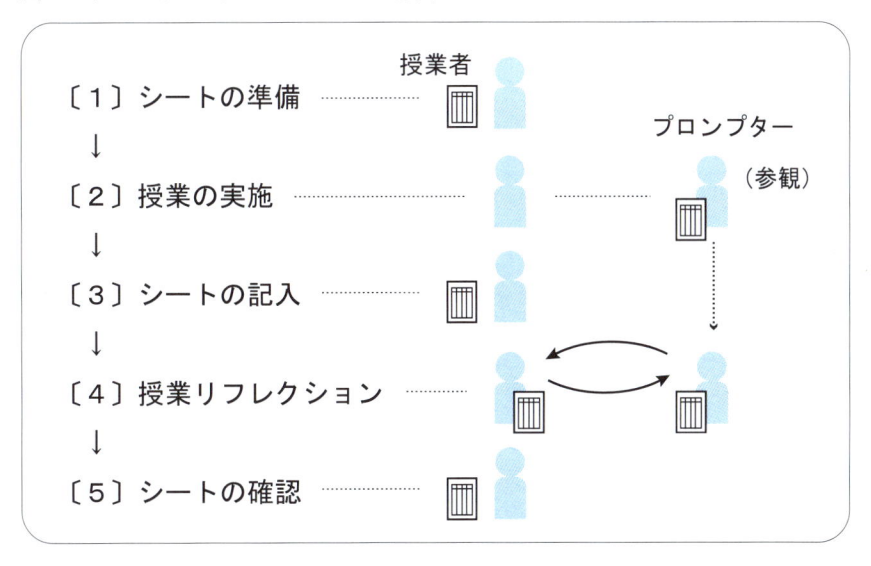

図3：リフレクションシートによる授業リフレクション

［1］シートの準備
　↓
［2］授業の実施
　↓
［3］シートの記入
　↓
［4］授業リフレクション
　↓
［5］シートの確認

授業者／プロンプター（参観）

〔1〕シートの準備

授業者は授業を行う前に、A4判、1〜2枚程度のシートに、「①本時の目標・ねがい」と「②当初Plan」の欄を記入します。

「当初Plan」は、授業の大まかな流れで差し支えありません。記入にあたっては、授業終了後に、「当初Plan」の欄と時間軸をそろえながら「See」や「修正Plan」などの欄に書き込みが入るので、項目と項目の間に、ある程度余裕をもたせておくとよいでしょう。

```
①本時の目標・ねがい
 〔前回の「たまご」の演習での感想をわかち合うことで、ひとりひとりの経験や感じたことは
  異なることがわかり、これから看護や看護過程を学んでいく動機づけとしたい。〕

②当初Plan      ③See      ④修正Plan      ⑤Do
「たまご」をやってみて
感じたこと・考えたこと
を思い出し、話す。

興味深い感想を
とりあげる。学生に
追加発言を求める。
```

〔2〕授業の実施

授業者はプロンプターの参観を伴って授業を実施します。

授業者は〔1〕で記入したシートをコピーして、事前にプロンプターに渡して授業に臨みます。プロンプターは記載された「当初Plan」を参考にしながら、参観中に自分に見えていたことをシートにメモしておきます。

なお、プロンプターが参観できない場合でも、後の〔3〕で、授業者によってシートに記入された内容と、〔4〕での授業者の語りを手がかりに授業リフレクションを行うことは可能です。

〔3〕シートの記入

授業終了後、授業者は一人で自分が行った授業について振り返り、思い出せることを時間経過に沿って「③See」「④修正Plan」「⑤Do」の欄に記入します。

記入にあたっては、無理矢理思い出す必要はありません。できる限りことばをまとめずに、素直に自分のことばで表現するようにしてください。また、当初Planや修正Planをそのまま行っただけなら、「⑤Do」の欄まで矢印を引いたりDoと記載したりして、省略してもかまいません。

②当初Plan	③See	④修正Plan	⑤Do
「たまご」をやってみて感じたこと・考えたことを画用紙し、読む。	皆の感想を一枚にまとめにプリントを見せるとウォーッという反応がある。配布について了解をとうな…	画布の了解をとろうとすると、いやではなさそうな友だちもあるが、お願いして配布させてもらおう。	do.
興味深い感想をとりあげ、学生に追加発言を求める。	後ろの方までいきわたると、皆、読みはじめると、シーンとなる。集中して読んでいるな。「たまご」の時は、うるさかったのに…	どの位、読む時間をとったらいいのかと考え、様子をみようと、教室内を移動する。	前の方の学生の様子を見て、聞いてみる

〔4〕授業リフレクション

　授業者は〔3〕で記入したシートをコピーしてプロンプターに渡してから、授業リフレクションを始めます。

　1．授業の印象を確認する

　　最初に、授業者は「今日の授業についての印象」をひとことで述べます。あまり考え込まずに、授業を終えた時点で自分のなかに残っている印象を素直にことばにしてみましょう。ここで述べられた印象は、シートの余白に書きとめておきます。

　2．授業のなかで起きていたことを確かめる

　　次に、授業者はシートに記入された内容を、時間経過に沿って一つひとつ口頭でたどっていきます。プロンプターは、記入されたことばの意味や、前後の欄のつながりにわかりにくい点があればそのつど質問をしていきます。また、プロンプターが授業中に見取ったことでシートに記入されていない事柄については、解釈や意味づけを加えず、「こんなことがあったけど、そのことについてはどうだったの？」と、授業者に返して考えてもらうようにします。

　3．シートの追加記入

　　授業者は、このようなプロンプターの問いかけによって思い出したことや、新たな気づき・発見があれば、そのつど該当する欄に追加記入を行います。追加記入は、色を変えたり、印を付けたりして、〔3〕で授業者が一人で記入した部分と区別できるようにするとよいでしょう。

　　なお、シートは、あくまでも授業者に経験された授業の流れを再構成していくためのものですから、プロンプターに告げられた授業の事実であっても、まったく自分に思い当たる記憶がない場合は、シートへの追加記入はしなくてかまいません。

（5）シートの確認

　時間経過に沿って一通り授業のなかで起きていたことの確かめが終わったら、授業者はあらためてシートを見返して、授業リフレクションを行う前と後での授業に対する印象の違いや、今後の授業を考えるうえでの手がかりなどを確かめます。

　また、追加記入の内容やそこでの気づき・発見が自分にとってどのようなものであったのか、といった点についても考えてみましょう。そうすることで、自分の授業の構造や自分自身の枠組みを知る手がかりが得られることもあるでしょう。

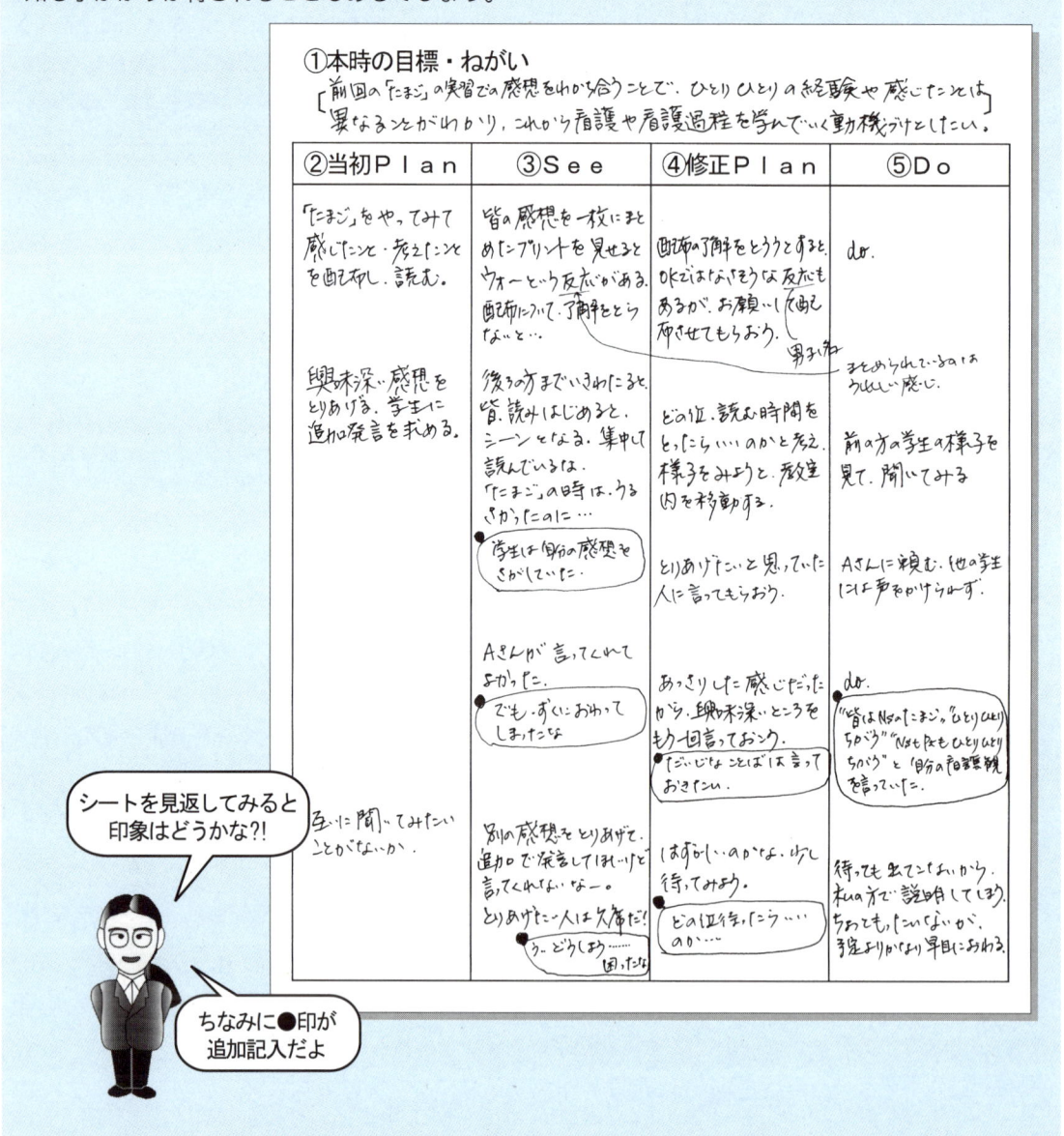

①本時の目標・ねがい				
前回の「たまご」の実習での感想をわかち合うことで、ひとりひとりの経験や感じたことは異なることがわかり、これから看護や看護過程を学んでいく動機づけとしたい。				
②当初Ｐｌａｎ	③Ｓｅｅ	④修正Ｐｌａｎ	⑤Ｄｏ	
「たまご」をやってみて感じたこと・考えたことを画面で示し、読む。	皆の感想を一枚にまとめたプリントを見せるとウォーという反応がある。画面について、了解をとらないと…	画面の了解をとろうとすると、いやではなさそうな友だちもあるが、お願いして画面させてもらおう。 男子生	do.	
興味深い感想をとりあげる。学生に追加発言を求める。	後ろの方までいきわたると、皆、読みはじめると、シーンとなる。集中して読んでいるな。「たまご」の時は、うるさかったのに… ●学生は自分の感想をさがしていた。	どの位、読む時間をとったらいいかと考え、様子をみようと、教室内を移動する。	まとめられているのはうれしい感じ。 前の方の学生の様子を見て、聞いてみる	
	Aさんが言ってくれてよかった。 ●でも、すぐにおわってしまったな	とりあげたいと思っていた人に言ってもらおう。	Aさんに頼む。他の学生には声をかけられず。	
主に聞いてみたいことがないか。	あっさりした感じだったから、興味深いところをもう一回言っておく。 ●だいじなことばは言っておきたい。	別の感想をとりあげて、追加で発言してほしいと言ってくれないなー。 とりあげたい人は欠席だ！ ●う—どうしよう……困ったな	do. "皆は似かたまご"ひとりひとりちがう" "Nさんも私もひとりひとりちがう"「自分の看護観」を言っていた。	
		むずかしいのかな。少し待ってみよう。 ●どの位待ったらいいのか…	待っても出てこないから、私の方で説明しておく。ちともったいないが、予定よりかなり早目におわる。	

シートを見返してみると印象はどうかな?!

ちなみに●印が追加記入だよ

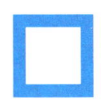

プロンプターのかかわり

　リフレクションシートによる授業リフレクションの場でも、「語りの促進者：聞き手」として、授業者の振り返りを支援するプロンプターのかかわりがとても大切になります。
　カード構造化法と重なるところもありますが、プロンプターとして授業者にかかわる際の留意点をあげると次のようになります。

> **プロンプターとしての留意点**
> - シートに記入された内容を尊重する
> - 無理に語らせず、聞き役に徹する
> - 自分の考えや思いを押しつけたり、自分の望む答えを引き出すような操作的質問や誘導尋問にならないようにする
> - 授業者が自問自答する場をつくる
> - プロンプターが授業のなかで見取ったことは、解釈や意味づけを加えず、授業者に返して考えてもらうようにする

　このようにプロンプターは、授業者に不足を指摘したり、指導や助言を行ったりするのが役割ではありません。あくまでも「聞き手」として、授業者が自分の授業を振り返り、そこで起きていたことを自分で確かめていくのを支援するのがプロンプターなのです。
　では、どのようにプロンプターとして授業者にかかわったらよいのか、ひょっとすると「プロンプターが大事なことはよくわかったけど、じゃあ具体的にどうすればいいの?!」と、気になりだしている読者の方もいらっしゃるかもしれません。
　そこで、使い方の〔4〕授業リフレクションのところを中心に、もう少し詳しくお話ししておくことにしましょう。

授業の印象を確認する

　〔4〕-1で触れたように、授業リフレクションの最初は、まず「授業の印象の確認」です。プロンプターは授業者が語り出すきっかけを得やすいように、「今日の授業の印象をひとことで言うと？」と声をかけてあげるとよいでしょう。
　この時、授業を参観されることにあまり慣れていない授業者だと、「見られ

てすごく緊張した」「緊張して頭が真っ白になった」というように答える場合も少なくありません。このような場合は、「そうだね、私のせいだね」「見られていると緊張するのは仕方ないかもね」などと受け流して、「それで、授業の中身についての印象はどうなのかな？」と、なるべく授業のなかで起きていたことや内容についての印象を語ってもらうようにします。

こうして語られた印象については、さらに「それは授業のなかのどんなところからきているのかな？」と尋ねて、授業が終わってすぐの印象をより明確にしておいてもらってもよいでしょう。

これらは、授業者が自分のシートの余白にメモしておくのはもちろんですが、プロンプターも授業者がコピーしてくれたシートの余白にきちんとメモしておくようにします。こうしておけば、授業者がメモし忘れても、後で教えてあげられるので安心です。

➡ 授業のなかで起きていたことを確かめる

授業の印象の確認が終わったあとは、〔4〕-2でお話ししたように、シートに記入された内容を、時間経過に沿って一つひとつ口頭で授業者にたどっていってもらいます。とはいえ、授業の開始から終了までを一気に語ってもらうのは、話すほうも聞くほうも大変です。そこで、プロンプターは、シートに記載されている「当初Plan」や、実際に行われた授業展開を手がかりに、場面を区切って授業者に語ってもらうようにするとよいでしょう。

また、シートに記入された内容が、抽象的でわかりにくい場合は、たとえば、次のようなことばかけをして、具体的に授業のなかで起きていたこととの関連を確認していきます。

> **プロンプターのことばかけ**
> - 「学生の様子から判断」って書いてあるけど、具体的に学生のどんな様子から判断したの？
> - 「See」の欄のこれは何を見て言っていることなの？
> - どうして、こんなふうに思ったの？
> - この「修正Plan」は何がきっかけで出てきたんだろう？

もちろん、これらはあくまでも一例です。あまり難しく考えずに、シートの内容に即してわかりにくいと感じたところは、そのつど、授業者に確認していきましょう。

「プロンプターが授業のなかで見取ったこと」の扱いは？

　〔4〕-2で触れたように、プロンプターが授業中に見取ったことでシートに記入されていない事柄については、解釈や意味づけを加えず、「こんなことがあったけど、そのことについてはどうだったの？」「思い出せるかな？」と、授業者に返して考えてもらうようにします。

　ちなみに、授業を参観しているときは、なるべく時間経過に沿って起きたことをていねいにメモしておくと、授業者の記憶が怪しくなってしまったときに役立ちます。授業者というのは、案外、夢中になって授業をしていると、起きたことがすっぽり記憶から抜けていたり、前後関係が逆になって記憶されていたりするものです。ですから、必要に応じて、「この時は先生はこうしていたよ」とか「学生が話してくれたのはこのあとだよね」といったように伝えてあげると、授業者が"授業の流れ"を思い出す手助けになるわけです。

　また、授業者の発問や学生の発言など、ポイントになりそうなところは、できたらその内容まで具体的に、なるべく正確にメモしておくとよいでしょう。そうすると、授業者の記憶があやふやなときにも伝えてあげることができます。

　ただし、プロンプターが自分のメモを手がかりに起きていたことを授業者に伝えるのは、あくまでも授業者が自分の授業を再構成していくのを支援するためです。記憶違いや覚えていないこと、思い出せないこと、見ていないことなどを責めるためではありませんから、くれぐれも勘違いしないでくださいね。伝えても授業者がピンとこなかったら、それはそれでかまわないのです。いつまでも同じところにこだわらず、先に進みましょう。

シートの追加記入

　〔4〕-3の「シートの追加記入」は、授業者自身が行うものですが、話に夢中になって、ついつい手が止まってしまうということもよくあります。けれども、授業者自身による追加記入は、後になってとても大事な意味をもってきますから、プロンプターは「今思い出したことでも、気づいたことでも、あれば書いておくといいよ」「今言ったことも書いておいたら？」と、授業者の手が止まっているようなときには声をかけたり、授業者が追加記入を行っているときには、書き終わるまで先に進めるのを待ってあげたりするとよいでしょう。

　こうして、授業のなかで起きていたことの確かめが終わったら、使い方の〔5〕「シートの確認」に移ります。シートの確認は、授業者一人で行ってもかまわないのですが、プロンプターが付き合えるのなら、「追加記入も含めて、

あらためてシートを見返してみるとどうかな？」「最初に授業の印象を○○と言ってたけど、シートを見返してみて今はどんな感じかな？」「次の時間はこうしていきたいとか、今後の授業はこんなふうにしたいとか、何か言えることはあるかな？」などと声をかけて、ここでも「聞き手」になってあげられるといいかもしれません。

リフレクションシートの活用

　ここまで、リフレクションシートの使い方とプロンプターのかかわりについて、詳しく説明してきました。ここからはリフレクションシートの活用について、いくつかお話ししておきたいと思います。

授業リフレクションの場にみんなで一緒に参加する

　リフレクションシートによる授業リフレクションは、授業者とプロンプターとの一対一だけではなく、授業を参観した複数の仲間と共に、それぞれの見取りを授業者のシートと重ね合わせるかたちで、授業者の振り返りを支援していくことも可能です。

　プロンプターの留意点と重なりますが、参加者として心がけたいことを次に示しておきます。

> **参加者として心がけたいこと**
> ● 授業者の「ねがい」を大切にする
> ● シートに記入された内容や授業者の語ったことばを尊重する
> ● プロンプターと共に授業者に経験された授業の再構成を支援する
> ● 参加者が見取った事実は、解釈や意味づけを加えず、授業者に返して考えてもらうようにする

　もちろん、使い方の〔2〕で触れたように、リフレクションシートによる授業リフレクションは、シートに記入された内容や授業者の語りが手がかりになるので、誰も授業を参観する人がいなくても充分可能です。

　けれども、プロンプターや参加者が授業を参観して見取ったことを授業者に返してあげることで、シートに記入されていなかった学生の様子やその時の自分の思いを思い出すことができたり、それまで意識していなかった学生とのかかわりや自分の振る舞いに気づいたりするきっかけも増えるでしょう。

この意味では、プロンプターも他の参加者も、授業者の授業に寄り添い、授業者と共に授業のなかで起きていることを確かめていこうとするスタンスがとても大切になってきます。ただし、授業リフレクションの場をよくある授業評価と混同してはいけません。第１章の図３を思い出してください。あくまでも授業リフレクションの主体は授業者なのです。

自分の授業の流れを振り返る

　すでにお話ししたように、リフレクションシートの形式は、看護場面の「再構成」に似ているところがあります。そのためか、時折「授業のなかでの気がかりな場面を取り出してシートに起こせばいいんですよね」とおっしゃる方に出会います。確かに「再構成」ですと、ほんの少しでも気がかりな場面について書ければ検討ができるわけですから、リフレクションシートも同じように考えられてしまうのも無理もないことだと思います。

　また、「再構成」のように１場面を取り上げても、それをもとに検討を加えていくなかで、前後で起きていたことが芋づる式につながって出てくるということもあるでしょう。文脈のなかでその場面の意味がよりはっきりしてくるという点でも似ているところがあると思います。

　けれども、リフレクションシートが前提にしているのは、１コマ90分なら、90分の開始から終了まで、あくまでも授業全体の流れです。ですから、授業のなかの１場面を取り出すのではなく、丸ごと全体の流れを扱うのが基本です。そう考えると、朝から夕方まで長時間にわたる実習を対象にするのは大変ですから、リフレクションシートは、講義や演習を対象にするのに向いているツールだといってもよいでしょう。

　講義や演習というのは、あらかじめ定められた授業時間枠のなかで計画され、実施されるものです。たとえば、授業の前半のある１場面が気がかりだといってそこだけを取り出しても、その意味は、その後に続く授業の流れのなかでおのずと決まってくるものです。また、その後に続く一つひとつの場面も、みんな前後の文脈のなかでしかその場面のもつ意味が把握できませんから、リフレクションシートには、最初から最後までの授業の流れを記載して、あくまでも文脈のなかで起きていたことを確かめるようになっています。

　気がかりだった場面もこのように文脈のなかで把握し直してみると、それは単なる自分のこだわりにすぎず、むしろ、次の授業に向けて気にしておいたほうがいいのはもっと別のところにあったんだ、なんて気づきもよくあることです。こうして、最初に抱いていた授業の印象ががらりと変わってしまうことも

あるかもしれませんし、なかには、つながっていたつもりの授業の流れが、内容的にはちっともつながっていなかった、なんてことがはっきりすることもあるでしょう。

ひとくちに"授業の流れ"といっても、きちんと「授業が流れている」ということと、内容が学習者に届かず「流れてしまった」ということは、まったく別のことなのです。時には立ち止まって、自分の"授業の流れ"を振り返って確かめてみることも大事なことだといえるでしょう。

➡ 自分にできていることを確かめる

もしも皆さんが、あらかじめ立てた計画（当初Plan）どおりに授業をしたいと思うなら、学習者の反応などは意に介さないほうがいいと思います。学習者のことは見て見ぬふりをして、学生のつぶやきも聞こえなかったふりさえすれば、誰にでも計画どおりの授業ができるはずだからです。もちろん、そこには"教える人としての専門性"なんてありませんけどね。金太郎飴のように、誰がやっても同じ授業になるだけです。

リフレクションシートが授業リフレクションの対象に考えているのは、そんな授業ではありません。まあ、ありえないことかもしれませんが、そんな授業をシートに書いたらどうなるか想像してみてください。「See」や「修正Plan」の欄はからっぽかもしれませんね。

第1章でお話ししたことを思い出してください。私たちが実際に経験しているのは、あくまでも授業者と学習者のかかわりによる「変化」が前提の授業です。ですから、リフレクションシートの各欄のなかでも、とりわけ重視したいのが、「See」と「修正Plan」のつながりのところです。

授業者にとって、授業のなかでの見取り（See）をどのように次のはたらきかけへと、さらに次の授業展開へとつなげていくかは、目の前の学習者とともに授業を行っていくうえで、とても大事なことになってきます。

あらかじめ立てた計画（当初Plan）に縛られず、見取ったこと（See）をもとにリアルタイムで計画を柔軟に変更（修正Plan）していけるということは、臨機応変に学習者とかかわることができている証しです。また、このようなことが無理なく自然にできてしまうというところに、"教える人としての専門性"、すなわち"実践家としての専門性"も現れてきます（これらのことは「臨床の知」として、第5章であらためて詳しくお話しするつもりです）。

とはいえ、刻々と変化する授業のなかの「See」「修正Plan」のつながりは、その時その場で学習者と真剣に向き合って授業をしている授業者には、必ずし

も明確に意識されているものばかりとは限りません。むしろ、とっさの判断で「当初 Plan」を変更したり、「Do」のなかで瞬時に Plan が生まれたりといったように、本来生きて動いている授業のなかでの見取りと判断、そして実際の行為の連続は、リフレクションシートの各欄のようには独立して存在するものばかりではないでしょう。

　そこで、あえてシートに分けて書き出してみることで、授業のなかで自分がしていることや自分にできていることを確かめてみるのです。すると、自分が意識せずにやっていたことやあたり前のようにやり過ごしていたことのなかにも、これまで自分が大事にしてきたことや自分の「ねがい」が反映されていたことに気づいたり、「焦ってばかりで余裕がない」「自信がない」とずっと思っていたのに、いつの間にか学生と臨機応変にかかわることができるようになっている自分を発見して、びっくりすることもあるかもしれません。

　このように、「See」「修正 Plan」のつながりをていねいにたどって見ていくことは、「自分にできていること」を明らかにし、知らず知らずのうちに身についた"実践家としての専門性"を自覚化するきっかけにもなるのです。きっとそれは、教える人としての自信となり、教える人としての自分自身への信頼をもたらしてくれるに違いありません。

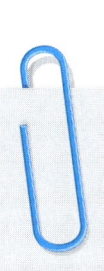

COLUMN

リフレクションシートと「再構成」の偶然の一致?!

　リフレクションシートと「再構成」が似ていることは本文でも触れましたが、実はこれは偶然の一致だったのです。リフレクションシートを開発したのは1996年のことでした。当時の私は初めて看護教員養成課程の授業をさせてもらったばかりで、まだ看護や看護教育のことはよく知りませんでした。ですから、「再構成」なるものが存在することも知らなかったわけです。

　私たちがシートの開発中に意識していたことの一つに、授業をシステマティックに、因果性で説明するような人たちに対して、実際の授業の営みは「そんなものじゃない！」ということをどうしたら示せるかということがありました。

　そこで、共同研究者であった小学校の先生の授業を対象に、授業中の先生の見取りや判断、意志決定の過程を明らかにして、少しでも実践のダイナミズムに接近できるようにと、試行錯誤を繰り返すなかで生まれたのが現在のシートでした[*11]。それが、くしくも「再構成」とよく似ていたというのは、教師と看護師が、共に生身の人間と具体的にかかわる「実践家」であることの証しかもしれません。

2-4 集団による授業リフレクション
仲間と共に授業から学ぼう！

■ 仲間と共に授業から学ぶということ

　これまで本章では、授業とはどのような営みなのか、授業リフレクションとは何をすることなのか、といった基本的な考え方（第1章）を踏まえたうえで、さまざまな授業リフレクションの方法のなかから、"自分のことば" に焦点をあてた「カード構造化法」（第2章-2）と、授業者が自分に経験された "授業の流れ" を時間経過に沿って再構成するのに適した「リフレクションシート」（第2章-3）の2つを紹介してきました。手順や方法はまったく異なりますが、いずれもそれを用いる際に、授業者の語りを促進する聞き手として、「プロンプターのかかわり」を重視するのが、私たちの授業リフレクションの大きな特徴です。

　これまでお話ししてきたように、授業のなかで起きていることを振り返って確かめるためには、「自分のことばで自分の授業を語る」ことが欠かせません。しかし、たった独りで部屋にこもって自分の授業を語っている姿を思い浮かべてみてください。あまり楽しそうではありませんし、そこでは自分でわかった気になっていることのみが語られるだけかもしれません。ですから、誰か一人でよいので、プロンプターになってくれる仲間を身近な同僚のなかに見つけることが、授業リフレクションを始めるための第一歩だといってもよいでしょう。

　自分の語りに耳を傾け、自分に経験された授業を少しでもわかろうと問いかけてくれるプロンプターの存在は、自分でわかっているつもりであった以上のことを語らせてくれるかもしれませんし、自分の思いや実践上の課題を整理するきっかけにつながるかもしれません。ひょっとすると、漠然と気がかりに思っていたことが、語りをとおして、課題として明確化するのと同時に解決してしまうということもあるでしょう。

　また、こうした授業リフレクションの過程にかかわるプロンプターとは、単に授業者の振り返りを支援するだけではなく、授業者に経験された授業を共有し、授業者と共に授業から学ぶ人でもあるということです。ですから、看護を教える皆さんが、仲間と共に授業から学び、仲間と共に成長していくためには、

身近な同僚同士で気軽にプロンプターになれることがとても大切になってきます。

このような仲間との関係が可能になってくると、授業者とプロンプターとの一対一による授業リフレクションの取り組みだけでなく、学校や職場全体で「集団による授業リフレクション」に取り組むことも夢ではありません。

たとえば、前項でも紹介したように、リフレクションシートによる授業リフレクションでは、授業を参観した複数の仲間と共に、それぞれの見取りを授業者のシートと重ね合わせるかたちで、授業者の振り返りを支援していくことが可能ですし、実際、これまでに私のかかわってきたいくつかの看護学校では、そうした集団で行う授業リフレクションが、授業研究や教員研修として、きちんと勤務時間内に位置づけられ、定期的に行われてきました[12,13]。

また、カード構造化法も、たとえば、実習指導者会で学校の教員と臨床の指導者それぞれが自分の行った実習指導についてツリー図を作成し、教員と指導者がペアになって考察を行ったり[14]、参加者全員で授業のVTRを視聴して、あるいは実際に授業を参観して、そこから各自がツリー図の作成を始めるといったように、ワークショップのかたちで行ったり[15]することも可能です。

ひとくちに"仲間と共に授業から学ぶ"といっても、このようにさまざまな方法があるわけですが、以下では、私が看護教員の養成課程や継続研修などで行っている「集団による授業リフレクション」[16]を紹介したいと思います。

集団による授業リフレクションの方法

「集団による授業リフレクション」の参加者には、授業者、参観者、ビデオ係、進行役（プロンプター）など、いくつかの異なる立場・役割があります。けれども、図4のように、授業中は誰もが、授業者・学習者と一緒に同じ"授業の系のなかにいる"ということが大切です。

そして、集団による授業リフレクションを"仲間と共に授業から学ぶ"場にしていくためには、参加者全員が、授業のなかでの互いの経験、とりわけ授業者の経験を充分に尊重し、そこでの経験を振り返り、自分自身で意味づけ、自分自身の「気づき（awareness）」から学ぶということに最大の価値をおいていることが必要になってきます。

以下は、参加者それぞれの立場や役割に応じた「留意点」です。集団による授業リフレクションは、このことをしっかりと頭に入れたうえで、後述する「進め方」に則って行います。

図4:「集団による授業リフレクション」の参加者

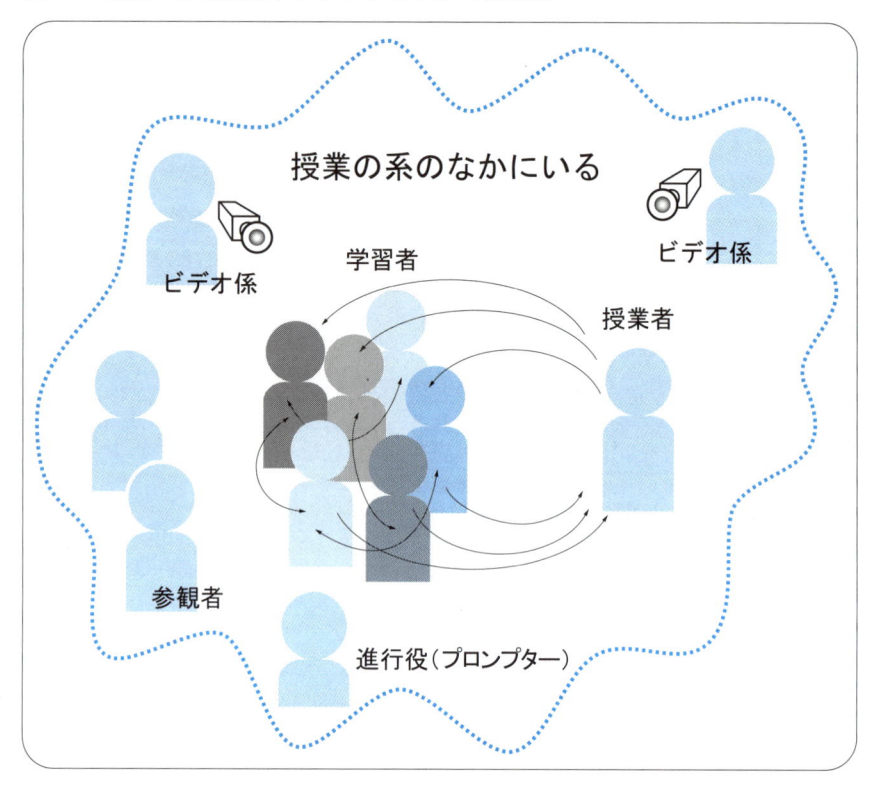

授業の系のなかにいる

ビデオ係　学習者　ビデオ係
　　　　　　　　　授業者
参観者
　　　進行役（プロンプター）

授業者の留意点
- 自分の実現したい授業の方向（ねがい）を軸に授業をデザインし、実際の授業に臨む（授業デザインについては第3章-3を参照）
- 自分と目の前の学生とのかかわりのなかで起きていたことを自分で振り返って確かめる
- そこでの経験を誰かに意味づけられてしまうのではなく、自分のことばで授業者としての自分に経験された授業の事実を語る

参観者の留意点
- 授業のなかで起きていることから離れない
- 個々の学生の姿や授業者のかかわり、授業の場全体がどのように見えていたのか、自分に経験された授業の事実を語る
- 参観者が見取った事実は、解釈や意味づけを加えず、授業者に返して考えてもらうようにする
- プロンプターと共に授業者に経験された授業の再構成を支援する

ビデオ係の留意点
- 授業のビデオ撮影は、利用するか否かはともかく、授業者のためにリフレクションの手がかりを残しておくのが目的
- カメラアングル・カメラワークなど、授業者からの希望があれば、なるべくそれに応えるようにする
- 特に希望がなければカメラは据え置きでも可
- カメラは2台（授業者側・学生側）が望ましいが、1台でも可
- 事前に学生にビデオ撮影の了解をとっておく

進行役：プロンプターの留意点
- 授業者が自分のことばで自分に経験された授業を充分に語れるようにする
- 授業のなかで起きていたことから離れずに、各自に経験されていた授業の事実を交流できるようにその場をコーディネートする
- 互いに経験されていた授業の違いをより顕在化できるように配慮する
- 興奮醒めやらぬ授業終了直後の授業者には、言語化を無理強いしない

参加者全員に共通の留意点
- 授業中は、参観者もビデオ係も進行役（プロンプター）も、すべての人が、学習者・授業者と一緒に授業の系のなかにいる（図4）
- 授業者の「ねがい」を大切にする
- 授業後、全体の場で、各自に経験された授業の事実を素朴に出し合い、交流する
- 「○○と△△のところはよかったけど、□□のところはちょっとどうかなと思った」のように、授業者に「授業の善し悪し」といった意味での評価（≒ダメ出し）はしない
- 「○○とはこういうものだ」「こうあるべきだ」といった評論家風の一般論（一般的批判）や借り物の表現も禁止
- 「あの時こうしていれば、もっとこうなったはずだ」といった、確かめたくても確かめようのないコメントもいらない
- 互いの「違い」「ズレ」を顕在化させて、自分自身のリフレクションのきっかけとする
- 授業のなかで起きていたことの確認をもとに、各自が今後の授業の手がかりを得る

《 集団による授業リフレクションの進め方 》

〔1〕事前の準備
- 学生に授業研究の趣旨・日時・参観者・ビデオ撮影などについて説明し、了解をとる
- 授業者は指導案や授業で使用する資料などを参加者の人数分用意しておく

〔2〕授業開始の直前
- ビデオカメラをセットする
- 参観者はなるべく学生の表情が見やすい場所に立つか、または座るようにして、学生と共に授業に参加する

〔3〕授業の実施
- 授業者はなるべく参観者の目を意識せず、肩の力を抜いて普段どおり授業を行う
- 参観者は指導案と見比べながら授業を「観察」するのではなく、学生や授業者と共に授業を味わう

〔4〕セルフ・リフレクションの実施
- 授業が終わってすぐに、参加者同士で授業についてのおしゃべりをしない
- 自分のなかで何が起きていたのか、自分自身に経験された授業の事実をなるべく時間経過に沿って、素朴に白紙の紙（A4判1枚程度）に書き出してみる

〔5〕集団による授業リフレクションの実施
- 全体の場で、実現した授業が自分にどのように経験されていたのか、今、自分のなかでどんなことが残っているのかなどを交流する
- 発言にあたっては、あらかじめ〔4〕で記入しておいた紙をもとに、授業のなかで起きていたことから離れないようにする
- 発言の順番は、おおむね次のとおりとする
  ①授業者の「ねがい」や「授業の印象」などを確認する
  ②授業者が自分に経験された授業の報告をする
  ③参観者が各自に経験された授業の報告をする
  ④必要に応じて、参観者の発言に対して授業者の考えや感想を確認する
  ⑤それぞれが、リフレクションをとおして「感じたこと・気づいたこと」を交流する

進行役：プロンプターのかかわり

「集団による授業リフレクション」では、全体の場をコーディネートする進行役が、授業者の振り返りを支援するプロンプター（語りの促進者：聞き手）の役割を兼ねることになります。

ですから、進行役は、授業者への寄与を第一に考えて、授業者が自分のことばで自分に経験された授業を充分に語れるように配慮することが大切ですし、参観者が授業のなかで起きていたことから離れずに、各自に経験されていた授業の事実を交流できるようにその場をコーディネートしていく必要があります。

この意味では、「集団による授業リフレクション」も、リフレクションシートを使って集団で授業リフレクションを行う場合も、進行役がプロンプターを兼ねながら全体の場をコーディネートする必要があるという点では共通です。

そこで、このことを念頭に置きながら、以下では、「集団による授業リフレクション」の場での進行役のかかわりを、〔5〕に示した①〜⑤の発言の順番に沿って、もう少し詳しくお話ししておくことにしましょう。

授業者の「ねがい」や「授業の印象」などを確認する

「集団による授業リフレクション」の場では、まず最初に授業者から、授業の「ねがい」を話してもらいます。これは、授業リフレクションに先立って、授業の前提となっている授業者の「ねがい」を参加者全員で了解しておくためですから、ここでは質疑応答は行わず、あくまでも確認程度にとどめます。

授業者には、事前に用意した指導案（リフレクションシートなら「本時の目標・ねがい」の欄）に書いてあることを補足するようなかたちで話してもらえばよいでしょうし、もし、それだけではわかりにくいところがあるようでしたら、「本時に至るまでの経過」についても簡単に話してもらうとよいでしょう。ちなみに、授業リフレクションにあまり時間がかけられないようなときは、「授業者のねがいについては、指導案（リフレクションシート）に書いてもらってありますが、皆さん見ていただけたでしょうか」「よろしいですかね」などと言って、ここはさらりと進めるのも手です。

「ねがい」の確認が終わったら、次は、授業者に「授業の印象」を話してもらいます。前項のリフレクションシートのところでもお話ししましたが、ここでは授業者に「今日の授業の印象をひとことで言うと？」と声をかけてあげるとよいでしょう。授業者が授業を参観されることにあまり慣れていない場合の

集団による授業リフレクション 53

かかわりや、語られた印象を記録しておくことについても、シートと同じですから、ここでは繰り返しませんね。心配な人は、p.41〜42を参照してください。

授業のなかで起きていたことをみんなで確かめる

　授業者の「ねがい」や「授業の印象」などが確認できたら、次は、②〜④のところです。ここからは、授業者と参観者が各自に経験された授業を出し合い、授業のなかで起きていたことをみんなで確かめていくことになります。発言にあたっては、各自が〔4〕セルフ・リフレクションの際に記入した紙から離れずに発言するように心がけてもらいましょう。

　進行役は、指導案の本時展開あるいは実際の授業展開を手がかりに、時間軸に沿うかたちで場面を区切って進行します。これも、リフレクションシートでプロンプターをするときと同じですね（p.42）。

　各場面では、まず授業者に授業中に「見取っていたこと・考えていたこと・感じていたこと」などを語ってもらいます。そのうえで、参観者の見取りを出してもらい、必要に応じて授業者に参観者から出された見取りについて感じたこと・気づいたことなどを話してもらう、ということを繰り返していきます。つまり、「②授業者が自分に経験された授業の報告をする→③参観者が各自に経験された授業の報告をする→④必要に応じて、参観者の発言に対して授業者の考えや感想を確認する」という順番を繰り返しながら確かめていくのです。

　もし、参観者の発言が時間軸を無視するような場合は、そのつど進行役は、いつの時点のことなのかを確認して、その場面がきたらあらためて発言してもらうようにします。また、参観者から「もっとああすればよかったのに」「もっとこうすればこうなったはずだ」「どうしてこうしないんだ」などといった発言が出されるような場合には、授業のなかで具体的にどのようなことが起きていたのか、参観者に経験された授業の事実、たとえば、学生の発言・行動・つぶやき、授業者と学生の具体的なかかわりなどに焦点をあてて発言するように促します。同様に、授業者が反省や弁解を繰り返すような場合には、授業のなかで自分自身が具体的に「見取っていたこと・考えていたこと・感じていたこと」などを話すように促します。

　こうして、互いに経験された授業を出し合い、交流していくと、人によって見ているところが違ったり、同じ授業の事実のつもりでも、人によって見え方がずいぶん違っているのがわかってくるものです。後ほど詳しくお話しするつもりですが、そうした互いに経験された授業の「違い」や「ズレ」というのは、"仲間と共に授業から学ぶ"という意味でとても大切になってきます。

ですから、進行役は、そのような違いを感じたときには、すかさず「○○さんには○○のように見えていたそうですが、□□さんには□□のように見えていたってことですよね」とか、「今のところをほかにも見ていたという人はいますか」「なるほど、△△さんにはそんなふうに見えていたんですか」などといって、そこに互いの違いがあることを全体の場で確認するとよいでしょう。先に**進行役：プロンプターの留意点**として、「互いに経験されていた授業の違いをより顕在化できるように配慮する」と示しておいたのは、このことです。

　なお、授業中に「進行役としての自分に経験された授業」については、リフレクションシートのところでお話しした、「プロンプターが授業のなかで見取ったこと」（p.43）と共通するので、そちらを参照してください。

それぞれが、「感じたこと・気づいたこと」を交流する

　時間軸に沿って一通り各場面が確かめられたら、今度は⑤です。ここでは、授業者・参観者それぞれが、リフレクションをとおして「感じたこと・気づいたこと」を交流します。感想でもかまいませんが、授業がよかっただの悪かっただの、授業者がどうのこうのといった話ではなく、あくまでも自分のこととして、リフレクションをとおしての気づきを出してもらうようにします。

　そして最後に、授業者から、授業のなかで起きていたことの確かめを踏まえて「感じたこと・気づいたこと」などを話してもらい、それらを手がかりに、授業者自身に「今後の取り組みに向けて」今の時点で思っていること・考えていることを話してもらいます。進行役は、リフレクションシートでプロンプターをするときと同じように、「最初に授業の印象を○○と言ってたけど、こうして確かめてみて今はどんな感じかな？」「次の時間はこうしていきたいとか、今後の授業はこんなふうにしたいとか、何か言えることはあるかな？」などと声をかけて、ここでも「聞き手」になってあげられるとよいでしょう。

実りある学びの場にするために

　ここまで、「集団による授業リフレクション」の方法と進行役（プロンプター）のかかわりについて、詳しく説明してきました。

　ところで、忙しい毎日のなかで、せっかく時間をやりくりしてみんなで授業参観を行ったとしても、集団による授業リフレクションが、肝心の授業者にとって「こんなことなら授業を見せなきゃよかった」「リフレクションは二度

とごめんだ」となってしまうようなら、やらないほうがましです。ひょっとすると、なかには「私たちは同僚かもしれないけれど、仲間じゃないから」とまでおっしゃる方もいるかもしれませんが、そんな寂しいことは言わないでください。共に看護を教える者同士、"仲良し"になれとまでは言いませんが、学生や後輩を育てるチームとして、教えることをとおして"共に学び・共に成長する仲間"であってほしいものです。

そこで、ここからは、集団による授業リフレクションを"仲間と共に授業から学ぶ"場として、授業者にとっても参観者にとっても実りあるものにしてくために大切になってくることを、いくつかお話ししておきたいと思います。

➡ 授業の系のなかにいる

集団による授業リフレクションを行おうとすると、それに先立って、授業参観をする必要があることは、ここまでお付き合いくださった読者の皆さんには言うまでもないことだと思います。ところが、どこの学校に出かけていっても、困ったことに、人に授業を見られるということ自体にすでに抵抗感のある人が少なからずいるものです。これは、看護教員に限ったことではなく、小・中学校の教員も一緒ですが、おそらく過去にひどい目にあったことがあるのでしょう。なかには、それがトラウマのようになってしまっている先生もいるほどです。

第1章の図3を見返してください。おそらく、そうした先生たちが、過去にどんな目にあってきたのか、この図をご覧になれば容易に想像できるのではないかと思います。これは、よくありがちな授業評価の場を表したものですが、参観者の立ち位置に注目してみると、"授業の系の外"にいて、そこから授業を観察しているのがわかります。いわゆる「授業を客観的に見る」という観察者の立場が、これです。

一方、集団による授業リフレクションでは、図4のように、授業中は誰もが、授業者・学習者と一緒に同じ"授業の系のなかにいる"ということが大切になることをお話ししました。ここでは、誰も授業をクールに眺める観察者の立場はとっていません。授業者や学習者と共に、それぞれが「授業を経験している」のです。

これまでも繰り返しお話ししてきたように、授業は「相互性」の場にほかなりません。そもそも「相互性」というのは、人と人との根源的なありようのことですから、互いに相手を感じて動いているのは、授業者と学習者だけでなく、その場に立ち会う参観者もみんな同じです。

たとえば、授業中じっとうつむいている学生の姿は、参観者の目には授業に

興味がもてない様子として映るかもしれませんが、その学生は参観者に見られるのが恥ずかしかっただけなのかもしれません。また、参観者がいることで、小学生のようにいつもよりもうんと頑張ってしまうというのは、さすがに看護学生ではあまり見られない姿かもしれませんが、授業者の顔をつぶさないように気を遣って振る舞ってくれている様子は、小学校でも看護学校でもしばしば目にすることができます。

このように授業という場は、そこにいる人すべてを含み込みながら、絶えず変化し、動いていくものなのです。よろしいでしょうか。誰もが授業者・学習者と一緒に同じ"授業の系のなかにいる"というのは、そういう意味です。

ですから、授業の場に立ち会う以上、誰もがそこで起きていることと無関係ではいられません。にもかかわらず、観察者として、その場に影響を与えることなく「授業を客観的に見る」ことができると思っている人は、「できるつもり」になっているだけで、きっと、ご自身が透明人間になれると勘違いされているのでしょう。どんなに職位が上の人であっても、どんな教育研究者であっても、自分を透明にするなんて、それは無理というものです。"授業の系のなかにいる"ということは、自分を含めて授業を「相互性」の場としてあるがままに引き受けるということなのです。

ちなみに、ここでお話ししたようなことは、授業中の参観者の「いかた」の問題に限らず、「教育実践臨床研究」の根幹にかかわる基本的な考え方ですから、頭の隅に入れておいてくださいね。

授業のなかで起きていることから離れない

すでにお話ししたように、集団による授業リフレクションを"仲間と共に授業から学ぶ"場にしていくためには、参加者全員が、授業のなかでの互いの経験、とりわけ授業者の経験を充分に尊重し、そこでの経験を振り返り、自分自身で意味づけ、自分自身の「気づき（awareness）」から学ぶということに最大の価値をおいていることが必要です。

仮に、そのことが参加者全員に了解されているとするならば、集団による授業リフレクションの場に、特別な手続きや方法が必要になるわけではありません。授業終了後に、参加者が一堂に会し、各自が自分に見えていた学習者の姿や学習者と授業者のかかわりなど、自分に経験された授業の事実をあるがままに自分のことばで語り、交流すればよいだけだからです。

しかし、ひとくちに「自分に経験された授業の事実」といっても、それを素朴に自分のことばで表現するのは、慣れないと案外難しいようです。ちょっと

油断すると、自分に経験された授業の事実ではなくて、「よかった」とか「悪かった」とか「もっとこうしたらいい」とか、起きたことと自分の解釈や価値とが区別できなくなってしまう人もいますからね。また、集団の場では、声の大きい人の発言に左右されて、自分自身の授業のなかでの経験に修正が加わってしまうなんてこともあるかもしれません。

　集団による授業リフレクションが、授業を参観したあとに、自分に経験された授業の事実をなるべく時間経過に沿って、素朴に白紙の紙に書いていくという、セルフ・リフレクションの時間を設けているのはこのためです。それぞれに経験された授業の事実をいったん紙に書いておいて、集団の場では、それをもとに発言することで、授業のなかで起きていることから離れないようにするとともに、他者の発言から受ける影響を最小限にくい止めるのです。

　この意味では、授業参観が終わってすぐに、「授業についてのおしゃべりをしない」というルールを設けているのも同じ理由からです。

　集団による授業リフレクションが始まる前に、参観者同士が「あれってちょっとおかしいんじゃない?!」「そうよね、なんであんなふうにするのかしら…」などと自然発生的に授業についての所見を交換してしまい、いいとか悪いとか授業の評価を決めてしまうといった光景はよく見かけますし、おしゃべりしているうちに自分の解釈や感想を強化してしまうということもあるでしょう。

　けれども、そんな授業の評価や自分の解釈・感想を集団の場で自慢げに見せびらかされても困ります。そんなことをしていると、いつの間にか、授業のなかで授業者や学習者に経験されていたことはどこかに置き去りになってしまうでしょう。

　先に**参加者全員に共通の留意点**として、授業者に「授業の善し悪し」といった意味での評価（≒ダメ出し）はしない、評論家風の一般論（一般的批判）や借り物の表現も禁止、「あの時こうしていれば、もっとこうなったはずだ」といった、確かめたくても確かめようのないコメントもいらない、などをあげましたが、これらはみんな授業者を守るだけではなく、すべての参加者が"授業のなかで起きていることから離れない"ようにするためでもあるのです。

互いの「違い」「ズレ」から学ぶ

　集団による授業リフレクションを実りある学びの場にするためには、私たちが、"仲間と共に授業から学ぶ"とはどのようなことなのかについて、理解を深めておくことも大切です。

　集団による授業リフレクションの場で、互いに経験された授業を出し合い、

交流していくと、人によって見ているところが違ったり、同じ授業の事実のつもりでも、人によって見え方がずいぶんと違っているのがわかってくることは、「進行役：プロンプターのかかわり」（p.53）についてお話しした際に触れましたね。実は"仲間と共に授業から学ぶ"ということの本質は、そうした互いに経験された授業の「違い」や「ズレ」から学ぶということなのです。

　ひょっとすると、「違い」や「ズレ」などと聞くと、あってはいけないことのように感じてしまう人もいるかもしれません。なかには、「違い」や「ズレ」を避けるために「みなさんと同じです」といって、自分の意見をひっこめてしまう人や、いきおい自分の見方や価値を相手に押し付けて、「違い」や「ズレ」をなくそうと躍起になる人もいるでしょう。

　しかし、看護の世界で大切にされている「個別性」ということばを思い起こしていただければ、「違い」や「ズレ」が決して悪いことではないということが容易に理解できるのではないでしょうか。その人その人に「個別性」があるということは、その人その人に経験されていることに「違い」や「ズレ」があってあたり前だということです。むしろ「違うこと」こそが、その人がその人である証しだといってもよいでしょう。

　互いに経験された授業の「違い」や「ズレ」は、目の前で起きていた授業の多様性・奥深さへの気づきを私たちにもたらしてくれるきっけとなるものです。

　自分にはなかったさまざまな見方は、自分には"そう"としか見えていなかった・思えていなかった学生の姿や授業の様子を、まったく異なったものへと変貌させてくれるかもしれません。それは、これまでの自分自身の学生や授業を見る見方を振り返り、自分がこれまで行ってきた授業そのものをリフレクションするきっかけにもつながっていくものでしょう。

　とはいえ、自分には"そう"としか見えていなかった・思えていなかった、という自分自身を必要以上に責める必要はありません。私たちは常に何らかの枠組みをとおして対象（学生・患者）を把握しているわけですが、普段は、その枠組み自体を意識することはほとんどありません。つまり、対象とのかかわりに大きく影響しているにもかかわらず、なかなか意識されにくいのが自分の枠組みなのです。

　そういえば、第1章で「まったく今時の学生は…」と学生の態度を嘆いている先生の例を取り上げましたが、あの先生の「まったく今時の学生は…」という見方も、この先生がもっている「枠組み」の1つですね。自分の目の前の学生の姿は、本当は先生を感じて動いている学生の姿なわけですが、先生の「枠組み」をとおして「今時の学生」としか見えていないわけです。

こうした自分自身の枠組みは、授業の場にともに立ち会った仲間やプロンプターと比べてみることによって、よりはっきりとさせることができます。この意味で、私たちは、他者の存在によって、初めて自分が「自分である」ことを知るのだといってもよいでしょう。

　「教える人の教える人による教える人のための授業研究」、すなわち「教育実践臨床研究」が、こうした"互いの「違い」「ズレ」から学ぶ"ということを重視しているのは、教える人の学びと成長にとって、すでに形づくられた自己の前提や価値観を問い直し、自己の枠組みを変容させていく過程[*17]が、きわめて重要であると考えているからなのです。

➡ 授業者の授業に還元するために

　もう1つだけ、大事なことをお話ししておきたいと思います。"互いの「違い」「ズレ」から学ぶ"ということについては、ご理解いただけたとは思いますが、いくら「違い」や「ズレ」が大事だとはいっても、参観者が思いつくままに自分に経験された授業の事実を勝手にただ出し合っているだけでは、集団による授業リフレクションの場は、授業者にとってとりとめのないものになってしまう可能性があります。

　たとえば、あそこの学生が寝ていたとか、よそ見をしていたとか、内職をしていたなどといったことを、参観者が次々と事細かにあげ連ねていったとしたらどうでしょう。「ああ、すみません、見えていませんでした」としか授業者には答えようがないかもしれません。けれども、そんなことがわかったからといって、いったい何になるのでしょうか。授業をしている最中に見えていないことがいっぱいあるのは誰だって同じです。ひょっとすると、見えていなかったことを反省して、次の授業からは目を皿のようにして学生をチェックするとか、寝かさないようにおもしろいことの1つでも言って学生の気をひこうとするとか、真面目な先生なら考えるのかもしれませんが、そんなことは授業の本筋とはあまり関係ありませんね。これでは、せっかく集団による授業リフレクションを行っても、授業者の授業への還元にはほど遠いものとなってしまいます。また、互いの「違い」や「ズレ」が明らかになるというよりは、種々雑多な授業の事実が、ばらばらと飛び交うだけの場になってしまうでしょう。

　そこで大事になるのが、授業者の「ねがい」を参加者全員で確認したうえで、授業リフレクションを始めるということです。もう一度、《集団による授業リフレクションの進め方》（p.52）のところを思い出してください。

　そもそも、授業のなかの諸々の事象は、授業者の「ねがい」に照らし出され

ることで初めて授業の事実となります。ですから、授業者の「ねがい」を無視したところで、あそこはこうだった、ここではこんなことがあったなどといったことをいくら出されても、授業者にとっては重箱の隅をつつくような話にしか聞こえないのは無理もないことです。

　授業者の「ねがい」に即して、互いに経験された授業の事実が交流できれば、たとえば、参観者からの「最初の先生の発問のあと、窓際の○○さんは、隣の席の□□さんに小声で自分の意見を一生懸命話していたんだよ」といった報告も、授業者にとってはとてもありがたいものになるでしょう。

　授業者の目にはその時の様子が私語のようにしか映っていなかったのに、参観者から聞いた○○さんの様子は、自分の願っていた学生の姿の一つの現れかもしれませんし、「えっ、いつもおとなしい○○さんが?!　ちゃんと考えてくれていたんだ」というように、それまでの○○さんに対する認識を新たにしてくれるかもしれません。また、「どんなことを考えていたのかじかに聞いてみたい」「みんなの前でも自分の考えを言えるようになってほしい」といったように、授業のなかでの今後の新たなかかわりを生むきっかけにもなるでしょう。

　このように、授業者の「ねがい」を軸に、各自に経験された授業の事実が交わったところで、初めて互いの違いやズレが意味のある「違い」や「ズレ」となって授業者に返ってくるのです。この点では、集団による授業リフレクションの最初だけではなく、できたら授業参観も授業者の「ねがい」を参加者全員で了解したうえで行えるとなおいいと思います。「ねがい」を知っておくことは、私たちが"授業者の授業に還元するために"は欠かせないことなのです。

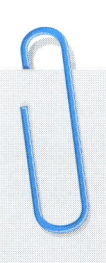

COLUMN
「参加者用振り返りシート」を使った集団による授業リフレクション

　本項では詳しく紹介しませんでしたが、集団による授業リフレクションには、「参加者用振り返りシート」（p.21表参照）を使うバージョンもあります。これは、私が小・中・特別支援学校の先生方と一緒によくやるもので、セルフ・リフレクションのときに「白紙の紙」の代わりに、自分に経験された授業の「事実」と「解釈・感想」を書き分けるシートを使い、全体の場では「事実」の欄を中心に発言してもらうというのが特徴です。

　参加者に「事実」と「解釈・感想」を書き分けてもらうようにしている一番大きな理由は、「つまらなそうにしていた」とか「わかってなさそうだった」といった個人の解釈や感想があたかも授業のなかで起きていた事実のように語られてしまうのを防ぐためです。ちなみに、このシートを使うと、主旨を理解してない参加者が一目瞭然になるという効能もあります。

2-5 振り返りを支援するプロンプターのかかわり
同僚同士で気軽にプロンプターになろう！

□ プロンプターの由来

　本章では、授業リフレクションの具体的な方法として、「カード構造化法」「リフレクションシート」「集団による授業リフレクション」の3つを取り上げ、詳しく紹介してきました。いかがでしょう。どの方法を用いる際にも、「プロンプター」のかかわりがとても大切になってくることが、ご理解いただけたでしょうか。

　プロンプターのかかわりを重視するのが、私たちの授業リフレクションの大きな特徴ですから、ここでは、このプロンプターの基本的な考え方について、もう少し詳しくお話ししておきたいと思います。

　ところで、皆さんは本書を手にされる以前に、プロンプターということばをどこかで耳にされたことがおありでしょうか。もちろん、私の講演や授業で何度も聞かされたというのは別ですよ。

　ファシリテーターとかメンターとかは聞いたことがあるけれど、プロンプターは初耳だったという人も少なくないかもしれませんね。ひょっとすると、他にもチューターとかプリセプターとか、世の中には「○○○ター」と呼ばれる役割がいくつもありますから、初耳だったとしても、プロンプターもその仲間かな、くらいには思われた方もいらっしゃるでしょう。

　けれども、いろんな「○○○ター」とプロンプターを一緒くたに考えられてしまうことには、ちょっとばかり抵抗がないわけではありません。いわゆる「○○○ター」というのは、いずれも教育の用語ですから、その役割には、どうしても「教えたり・導いたり・促したりする人」と「教わったり・導かれたり・促されたりする人」との上下関係、ことによると主従関係がちらついてしまいます。念のためにいっておくと、「上」にいるのはもちろん「○○○ター」ですからね。

　これに対して、私たちが用いているプロンプター（prompter）ということばは、もともと演劇の用語からきているものです。

　演劇の世界では、プロの俳優といえども人間ですから、本番中に台詞をど忘

れしてしまうということが起こります。そこで、舞台の陰に隠れていて、いざというときに俳優にこっそり台詞を教えてあげる人がいてくれれば安心だということですね。実は、その役割を担っているのが「後見」とか「プロンプター」と呼ばれる人なのです。

　ここで注目してほしいのは、主役はあくまでも俳優だということです。当然のことですが、プロンプターは、何か新しいことや俳優の知らないことを教えるわけではありません。俳優にとって台詞というものは、稽古を重ねるなかで、すでにその人自身のなかに身体化されているわけですから、ど忘れしたといっても、プロンプターが台詞の頭をちょっと告げてあげるだけで、すんなりと思い出せるものなのです。

　このように、俳優の演技が滞りなく進むよう、陰で支えてくれているプロンプターにあやかって、授業リフレクションの場で、授業者の振り返りを支援する人のことを私たちは「プロンプター」と呼んでいます。

　俳優がすでに自分自身のなかにある台詞をつまらずに、表に出せるように手助けするのが演劇の世界でのプロンプターであるならば、授業者がすでに自分自身のなかにある授業の経験をことばにして、表に出せるように手助けするのが授業リフレクションの場でのプロンプターなのです。

そもそも「教える人」とはどのような存在なのか

　ですから、授業リフレクションの場でのプロンプターは、授業者に何か特別なことを「教えたり・導いたり・促したりする人」ではなく、授業者の「語りの促進者」として、「聞き手」に徹することが大切になります。つまり、授業者が自分のことばで自分の授業を語り、そこで起きていたことを自分で確かめていくのを支援するのがプロンプターの役割だということです。授業者に不足を指摘したり、指導助言を行ったりするのは、プロンプターにあるまじき行為ですから、くれぐれも勘違いしないでくださいね。

　言うまでもないことかもしれませんが、こうしたプロンプターの基本的な考え方は、一貫して「教える人」への信頼によって成り立っています。第1章を思い出してください。私たちの授業リフレクションは、授業者自身のなかに起きる「気づき」、つまり「アウェアネス」に信頼した授業研究方法ですから、方法とは切っても切れない関係にあるプロンプターが、「教える人」への信頼によって成り立っているのはむしろ当然だといってもよいでしょう。

　けれども、せっかくの機会なのでもう少し付け加えておくと、このような授

業リフレクションやプロンプターの考え方の背景には、さらに、「臨床的教師教育」の考え方があります。

　臨床的教師教育などというと、「また新語か～」と言われてしまいそうですが、「教える人の教える人による教える人のための授業研究」、すなわち「教育実践臨床研究」の過程に日々かかわり、その営みを支援しているのが「臨床的教師教育」です。ちなみに、かくいうこの私も、この臨床的教師教育の研究者であり実践者の一人であるというわけです。

　臨床的教師教育では、そもそも「教師」を「自分が計画し、自分が実践した授業を、自分で研究することをとおして、自分の授業を改善していくとともに、人間的にも職能においても自己の成長を図っていく存在である」[*18]と考えます。つまり、あくまでも実践や研究の主体は「教師」自身であって、訓練や教育されるべき対象（客体）ではないということです。

　ですから、プロンプターとしてのかかわりというのは、臨床的教師教育の考え方の具体的な表現であるばかりか、教える人の学びと成長にかかわる、臨床的教師教育の実践者のスタンスを体現するものだといってもよいでしょう。

「非操作」という考え方

　第１章でもお話ししましたが、自分の授業をよりよいものに変えていくということは、人にとやかく言われてやるようなことではありません。つまり、教える人というのは、他者から不足を指摘されたり指導助言を受けたりすることで、無理矢理授業を変えさせられるような対象ではないということです。

　話のついでというわけではありませんが、「アウェアネス」や「経験」などと並んで、臨床的教師教育を形づくる重要なキーコンセプトのなかに、「非操作」というものがあります[*19]。

　「経験」がその人にとってかけがえのないものであると同時に、他人には取って代わることのできないものであることは、前にお話ししましたね。「非操作」というのは、そうした「経験」の個別性・固有性・独自性を、徹底して擁護する考え方の一つです。

　時折、教えるということを、自分の思いどおりに相手を変えることだと勘違いしている人に出会うことがありますが、そもそも他者の経験を勝手に操作したり、変形したり、型にはめたりする権利は誰にもありません。つまり、教えるということは、教える者による学びの操作ではないということです。

　このことは、看護に置き換えてみれば、とてもわかりやすいのではないかと

思います。看護のことを、看護師が自分の思いどおりに患者を変えることだなんて考える人はいないでしょうからね。

ところが、こうした学びの操作という考え方は、伝統的な教師教育のなかにも深く根ざしています。ですから、近頃盛んに耳にするようになった「教師力の向上」というスローガンも、ただやみくもに教員を訓練したり、授業評価を繰り返したりするだけで、あたかも教える人としての力量形成が期待できるかのように考えられがちなのです。

「非操作」の考え方は、「教える―学ぶ」の関係を、上下関係や主従関係といった「支配―被支配」の枠組みから解放することを意味しています。そもそも、学ぶということの本質は自らの経験の意味づけにほかなりません。にもかかわらず、教える者による支配や学びの操作は、自らの経験にことばを与え、自ら意味づけるというかけがえのない学びの機会を奪ってしまうのです。

私たちのプロンプターの考え方が、こうした「非操作」の考え方と結びついていることは、これ以上いうまでもないことでしょう。もし、ここまでお話ししてもなお、プロンプターの考え方が納得できないという人がいたとしたら、その人はおそらく「教える人」だけでなく、アウェアネスによって自ら変容していけるという「人間」そのものの可能性が信頼できないのかもしれませんね。

同僚同士で気軽にプロンプターになろう！

勢いにのって、つい臨床的教師教育の考え方までお話ししてしまったので、ひょっとすると、自分がプロンプターになることに及び腰になってしまった人もいるかもしれません。だとしたら、すみません。

けれども、これまでお話ししてきたことを充分に理解していただければ、むしろ、授業者にプロンプターとしてかかわることが、それほど難しくないことにも気づかれるのではないでしょうか。

要は、授業者が自分のことばで自分の授業が語れるように「聞き手」になってあげられればいいわけですから、プロンプターを行うのに何か特別な訓練や資格が必要になるわけではありません。臨床で患者さんにかかわるときと同じように、授業者の経験や思いを「もっと知りたい・もっとわかりたい」という気持ちで接することさえできれば、もう立派なプロンプターなのです。

プロンプターは、授業者の語りにじっと耳を傾け、わからない点については素朴に質問し、返ってきたことばに再び耳を傾けるということを繰り返しながら、授業者に経験された授業がどのようなものであったのかを了解しようとし

ます。そして、このようなかかわりをとおして、プロンプターが、次第に授業者に経験された授業をわかることができるようになっていく過程と、授業者が自分に経験された授業を自覚化するようになっていく過程とが、重なり合うように生じてくるのです。

　このことは、授業者とプロンプターが「対話」という一連の過程をとおして、互いに授業のなかで起きていたことの了解に至るという意味で、「相互性」の経験であるといってもよいでしょう。「相互性」というのは、授業の場だけでなく、授業リフレクションの場でも同じだということですね。

　つまり、授業者と「相互性」の関係にあるプロンプターとは、単に授業者の振り返りを支援するだけでなく、授業者に経験された授業を共有し、授業者と共に授業から学ぶ人でもあるわけです。ですから、皆さんが、教える人として仲間と共に学び、仲間と共に成長していくためには、身近な同僚同士で気軽にプロンプターになれることがとても大切だといえるでしょう。

教える人の学びと成長を互いに支え合う風土

　ちなみに、互いが授業者として、教える人同士、いつでもプロンプターを交代して授業リフレクションに取り組むことができるとすれば、「今日は私が自分の授業で教育実践臨床研究するから、あなたがプロンプターになって臨床的教師教育してね」「あなたが教育実践臨床研究するときは、私が臨床的教師教育するから」などといったように、絶対にこんな言い方はしないでしょうが、そこには内実として、そういった教える人の学びと成長を互いに支え合う風土が醸成されているのだと思います。そうして、一人でも多くの人が豊かに元気になって、日々の授業や学生とのかかわりに臨めるようになれたとしたら、どんなに素敵なことでしょう。世の中がそんな学校や臨床であふれるようになったらいいなと思います。それこそ実践家が元気になれる世の中ですね。

　こんなことを言っていると、「何を夢みたいなことを…」とつっこまれそうですが、そうでもないと思います。現実にそうしたことを実現した、あるいは実現しつつある学校や臨床にこれまでもかかわってきましたから、あきらめてはいけません。そういう意味では、欲張って一度にすべてを変えようとしても無理ですから、何はともあれ、誰か一人でよいので、プロンプターになってくれる仲間を身近な同僚のなかに見つけるとか、あるいは、自分が誰かを誘ってプロンプターになってあげるとか、そうした着実な一歩を踏み出すことが大事なのかもしれません。

そのためにも、ここではプロンプターを行ううえで大切になる、次の３つをおさらいしておきましょう。

- 相手の経験やねがい・思いを「もっと知りたい・わかりたい」という気持ちを大事にする
- 相手に経験されている事実を大切にする
- 相手のなかに起きる「気づき（awareness）による学び」に最大の価値をおく

こうしたことをプロンプターが心がけることで、授業者が安心して、自分のことばで、あるがままに自分の授業を存分に語れるといいと思います。

とはいえ、肝心の授業者が、反省や弁解ばかりを繰り返したり、自分に経験された授業の事実を率直に語ってくれなかったりすると、せっかく授業リフレクションを行ったとしても、「聞き手」としてはお手上げですからね。授業者にも、自分の授業をよりよいものにしたいと願うなら、"自分の授業は自分できちんと確かめるんだ！"という意志が必要になってくるといえるでしょう。

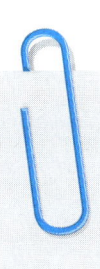

COLUMN
何が誘導で、何がそうでないか

もし、プロンプターをしていて難しいと感じるときがあったら、自分の胸に手を当てて考えてみてください。もちろん、過去に受けた授業評価か何かのトラウマが原因で、授業者があまり語ってくれないという場合は別ですが、「せっかく授業リフレクションをしているのだから相手に何か気づいてほしい」とか「このことに気づかせたい」とか、そんな思いが自分のなかにわき起こっているということはないでしょうか。そのような自分自身のなかに起きる、相手をどうにかしたいという「よこしまな思い（＝操作性）」が、プロンプターとしてのかかわりを難しくさせている元凶なのです。

時折、プロンプターを経験した人から「授業者にいろいろ質問していくと、どこまでが誘導で、どこまでが誘導ではないのか、境目が難しかった」という声を耳にすることがあります。けれども、答えは簡単です。自分の言ってほしいこと・言わせたいこと、つまり、自分のなかに「正解」がすでにあって授業者にかかわっているのなら、それは誘導でしょうし、素朴にもっと知りたい・もっとわかりたいという思いからかかわっているのなら、誘導ではありません。このように、プロンプターの側に「正解」があるかないかで、おのずから誘導かそうでないかは決まってくるのです。

引用・参考文献

*1 目黒悟：自分の授業を振り返るⅠ；VTR を使った授業リフレクションの開発思想とその方法．教育実践臨床研究　自分のことばで実践を語る；教育実践家の共同，藤沢市教育文化センター，81-94，2004．

*2 猪股大和：学びの履歴とどう向き合うか．教育メディア研究 情報教育実践ガイドⅣ；他者としての子どもと出会う，藤沢市教育文化センター，143-159，2000．

*3 中村浩・広瀬孝・江原敬・目黒悟：教育の個人理論を創出する；「実践報告」の執筆が実践者にもたらすもの．教育実践臨床研究　学びに立ち会う；授業研究の新しいパラダイム，藤沢市教育文化センター，125-149，2002．

*4 和田武彦・中村浩・目黒悟・磯上恵：参加者用振り返りシートを用いた授業研究セミナーの方法．教育実践臨床研究　仲間と共に授業から学ぶ，藤沢市教育文化センター，121-130，2007．

*5 井上裕光・藤岡完治：教師教育のための「私的」言語を用いた授業分析法の開発；カード構造化法とその適用，日本教育工学雑誌，18（3/4）：209-217，1995．

*6 山中伸一・目黒悟：カード構造化法の手順．教育実践臨床研究　学びに立ち会う；授業研究の新しいパラダイム，藤沢市教育文化センター，83-92，2002．

*7 目黒悟：「カード構造化法」ワークショップの開発とその方法．教育実践臨床研究　自分の授業に学ぶ；教育実践の研究者としての教師，藤沢市教育文化センター，145-162，2005．

*8 目黒悟：授業研究を授業者の「日々の授業」に還元するために．学校の研修ガイドブック No.3「学力向上・学習評価」研修，教育開発研究所，2004，p.80-85．

*9 江原敬・目黒悟・磯上恵：リフレクションシートの使用法．教育実践臨床研究　授業の中で起きていることを確かめる，藤沢市教育文化センター，97-105，2003．

*10 アーネスティン・ウィーデンバック著，外口玉子・池田明子訳：臨床看護の本質；患者援助の技術，現代社，2003．

*11 鹿毛雅治：リフレクションシートの開発思想．教育実践臨床研究　授業の中で起きていることを確かめる，藤沢市教育文化センター，89-95，2003．

*12 齋藤理恵子・目黒会津子・合津順子・沼井智子・古賀万美子・目黒悟：自分と向き合ってつくる授業；授業リフレクションを取り入れた授業研究会を通して，神奈川県立よこはま看護専門学校紀要，第3号，52-55，2006．

*13 永井睦子・斉田まち子・樋渡明美・高坂彰・目黒悟：授業リフレクションの導入による看護教員の経験；授業評価から授業リフレクションへ，神奈川県立平塚看護専門学校紀要，第13号，1-8，2007．

*14 原寿子・永井睦子・渡邊綾・高杉真子・宮河いづみ・高橋祐子・喜多見宏子：臨地実習指導における実習指導者と看護教員の連携；実習指導のリフレクションを通して，神奈川県看護師等養成機関連絡協議会，第9回神奈川県看護教育フォーラム2008講演集，43-45，2008．

*15 前掲書*7

*16 目黒悟：研究協議を仲間と共に「授業から学ぶ」場にするために．学校の研修ガイドブック No.3「学力向上・学習評価」研修，教育開発研究所，2004，p.86-91．

*17 パトリシア・A・クラントン著，入江直子・豊田千代子・三輪建二訳：おとなの学びを拓く；自己決定と意識変容をめざして，鳳書房，1999，p.201-242．

*18 目黒悟：教える人としての私を育てる．屋宜譜美子・目黒悟編：教える人としての私を育てる；看護教員と臨地実習指導者，医学書院，2009，p.194．

*19 藤岡完治・目黒悟：臨床的教師教育の考え方とその方法．屋宜譜美子・目黒悟編：教える人としての私を育てる；看護教員と臨地実習指導者，医学書院，2009，p.37-38．

第 3 章

授業リフレクションの
経験がもたらすもの

3-1 授業リフレクションの基本となるもの
なんちゃってリフレクションにならないために

授業リフレクションが「教育実践臨床研究」の方法となるために

　前章では授業リフレクションの方法を取り上げたので、読者の皆さんのなかには、早く授業リフレクションに取り組んでみたくなって、うずうずしている人がいるかもしれませんね。この第3章では、授業リフレクションの経験が看護教員や実習指導者にもたらすものについて具体的にお話ししたいと思います。

　けれども、せっかくの授業リフレクションが、形だけのものになってしまったら、経験も何もあったものではありません。

　たとえば、これは看護学校ではなく、ある地方の小学校での例ですが、そこでは、評定尺度法による授業評価表を使った授業参観が行われていました。授業者はまだ教職経験年数のわずかな先生です。授業が終わると、授業者も参観者と同じ評価表を使って自己評価を行うことになっているようなのですが、驚いたことに、引き続き行われた研究会の冒頭では、その結果がレーダーチャートにまとめられ、スクリーンに拡大して示されるのです。さらに驚いたことに、授業者の自己評価結果の上に、参観者による評価表の平均点が重ね合わせられるのです。しかも、レーダーチャートには授業者なりに自分の頑張ったところが高い得点となって現れているのですが、それに反して参観者の平均点が著しく低いところが、つまり、授業者と参観者の間で得点に大きな差が見られた部分が、研究会の話題の焦点になるわけです。

　これのいったいどこが授業リフレクションなのか、私にはさっぱりわかりませんでしたが、そこの校長先生も研究主任の先生も、これが本校のリフレクションなのだと自信満々でした。ため息が出てしまいますね。こんなことをされては、授業者はたまったものではないでしょう。それこそ、人に授業を見せるなんて二度とごめんですね。信じがたいことかもしれませんが、世の中にはこのような「なんちゃってリフレクション」も実際にあるということなのです。

　私たちが授業リフレクションに取り組むようになる以前からも、複数の教育研究者によって、授業リフレクションのさまざまな方法が提案されています。けれども、私たちと授業研究や教師教育に対する考え方が違っていると、実際

に教師とかかわるスタンスも微妙に異なってきますから、授業リフレクションと呼ばれているものが、必ずしもすべて「教育実践臨床研究」につながるわけではありません。

また、方法というものは、あくまでも道具にすぎません。道具というのは、それをどのような考え方のもとで用いるかによっては、金槌だって、家をつくるのにも、家を壊すのにも使えるわけですから、私たちの授業リフレクションも、きちんと基本的な考え方を理解していないと、授業者に不足や改善点を突きつけ、反省を強いるための道具にもなりかねないということです。

ですから、どの方法を使うにしても、第1章でお話ししたような、「授業とはどのような営みなのか」「授業リフレクションとは何をすることなのか」といった「教育実践臨床研究」の基本となる考え方（哲学といってもよいでしょう）がとても大切になってきます。また、とりわけ以下の3つは、私たちの授業リフレクションが「教育実践臨床研究」の方法となるために欠かすことのできない大事な考え方ですし、授業者の語りを促進する聞き手として、プロンプターのかかわり（第2章-5）がとても重要になってきます。

- 授業のなかで起きていることを振り返って確かめる
- 自分のことばで自分の授業を語る
- 授業のなかでの経験を自分で意味づける

方法をもたない「考え方」というのは、ただの絵に描いた餅ですが、かといって、考えなしの「方法」では、なんのためにそれをやっているのかさえわからなくなってしまいます。つまり、授業リフレクションにはさまざまな方法がありますが、考えなしに、ただやみくもに方法を用いるだけで、私たちのいう授業リフレクションになるわけではないということです。

逆にいえば、何が本当に大切なのかということがきちんと理解されているならば、方法はその時その場の状況に応じてアレンジが加えられたり、新たなものが創り出されたりすることもありえるということなのです。実際、こうしている今も、現場の必要から新たな方法が生まれつつあります。ですから、これからも第2章-1の表（p.21）には、次々と新たな授業リフレクションの方法が加わってくる可能性があるでしょう。

せっかくの授業リフレクションが、考えなしの「なんちゃってリフレクション」にならないように、ここでお話ししたようなことは、くれぐれも忘れないでいてほしいと思います。

よくありがちな勘違い

　教える人にとっての授業リフレクションの大切さ、あるいは必要性というものは、実際に授業リフレクションを行ったことがある人にとっては、しばしば実感を伴ったかたちで経験されているものですが、それを周囲の人にわかってもらうのが難しいという声を時折耳にすることがあります。

　一方、最近では、方法としての目新しさからか、授業リフレクションへの関心も高く、「うちでもリフレクションに取り組み始めたので、ぜひ一度見に来てください」と招かれることもあるのですが、先の小学校の例のように、「えっ、これが授業リフレクションなの?!」と、目を覆いたくなるような「なんちゃってリフレクション」が堂々と行われていることもあります。

　いずれの場合も、そこには、授業リフレクションについて何か勘違いしている人がかかわっているようです。まったく、何でもそうなのかもしれませんが、はやるとろくなことがありませんね。

　そこで、これ以上「なんちゃってリフレクション」によって気の毒な目に合う人を出さないために、また、授業リフレクションの経験がもたらすものについて理解を深めるためにも、まず本項では、どのような勘違いがあるのかをいくつか見ておくことにしましょう。

「効果」という殺し文句?!

　最近はどうも社会全体が世知辛いというか、何かにつけて「効果、効果」と気にする人が少なくないようです。「授業リフレクションをやってどんな効果が上がったの？」「それをやるとどんな効果があるの？」というわけです。

　おそらく、このように言われると、教育や看護の別なく、日々生身の人間と向き合い実践を行っている皆さんは、すっかり気持ちが萎えてしまうのではないでしょうか。ひょっとすると、効果を求めたがる人たちとは、授業リフレクションの大切さやその必要性を、永遠にわかり合うことができないのではないかとさえ思えてくるかもしれません。

　ここでの問題は次のように整理できます。

①「効果」を気にする人は、浅薄な人間理解しか持ち合わせていないため、ものごとを因果性でしか把握できないので、人と人とのかかわりが相互性の関係によって成り立っているという本質をわかり合うことは難しい。

②自分がやってみれば一番よくわかるはずというのが１つの正論だが、「効果」があるならやる、ないならやらないと考えるようなよこしまな気持ちからでは、結局何をやっても自分の好み以外は気に入らないという結果になる可能性が高い。
③あくまでも授業リフレクションは「授業研究方法」である。それを用いることで相手に何らかの変化を期待するような「教育方法」とは違うので、基本的に「効果」という表現は馴染まない。つまり、「研究方法」に「効果」を求めるのはお門違いだということ。

「課題」がないと落ち着かない?!

「効果」を求めたがる人たちとよく似ているのですが、「課題」を見つけるために行うのが授業リフレクションだと勘違いしている人たちも見受けられます。「それであなたの課題は何なの？」「それであなたの課題は解決できたの？」と迫られると、それだけでも自分には足りないところがあるのではないかと暗い気分になってしまうのではないでしょうか。

ここで問題なのは次のようなことです。

①「授業」とは、自分と目の前の学習者とのかかわりのなかで絶えず変化するものであり、かかわりのなかで日々営まれていくものである。変化が前提である以上、いつも決まってそのなかに「課題」があるとは限らない。
②「あなたの課題は何なの？」と迫る人は、自分がもっている価値観や意に染まない部分を相手の「課題」だと思い込んでいる場合が多い。
③第三者から課されたものは、自分の「課題」にはなりにくい。授業リフレクションにおいては、そこで得られた「気づき」を自分の実践上の「課題」と見なすか否かも、自分自身の"自由"である。
④自分の実践を前向きに、もっとよりよいものにしていきたいと心から思えるのは、起きていたことの確かめから得られた「気づき」が、今後に向けての「手がかり」になってくると実感できたときである。そうした「手がかり」は、「課題」という表現には馴染まないことも少なくない。

「傾向」はお好き?!

授業リフレクションを実際に経験した人のなかにも、たまに見られる勘違いに「自分の傾向が明らかになる」というものがあります。仮に授業リフレクションを行ったことで、それに類する結果が得られたとしても、「結果」と「目

的」を混同して、自己の「傾向」を確かめるために授業リフレクションを行うのだと勘違いしてはいけません。

　看護や看護教育の世界では、ことのほか「傾向」ということばを好んで口にする人が少なくないように感じるので、ここでの問題も整理しておくことにしましょう。

　①授業リフレクションは「授業のなかで起きていることを振り返って確かめる」ための方法である。結果として、学生や授業を見る見方が明らかになることもあるが、それは自己の「傾向」ではなく、対象を把握する際にはたらいている自己の「枠組み」である。
　②「傾向」とは、その人自身に備わっているものであり、個性の一部のようなものである。したがって、知らず知らずのうちに振る舞いに表れる「傾向」を知ったからといって、それ自体は容易に変えられるものではないし、実践の改善に役立つことはほとんどない。
　③「傾向」を知ることで役に立つことがあるとすれば、対象との間に何らかのトラブルが起きたときの言い訳くらいであろう。「すみません。私ってこういう傾向があるんです」という例のあれである。
　④われわれは何らかの「枠組み」をとおしてしか対象を把握できないが、「枠組み」は学習によって獲得もされるし、意識的に問い直したり、問題を感じれば別のものに変えることもできる。この意味で、自己の「枠組み」を知ることは、自分の実践をよりよいものにしていくための大きな手がかりとなる。

➡ 「自分研究」ではない?!

　「傾向」以外にも、授業リフレクションを経験したことがある人に見られる勘違いに、「授業研究」と「自分研究」の混同があります。

　授業リフレクションの場で、「3限は昼食のあとで、どうしても学生は眠くなっちゃうんですよね」とか、「計画ではこうするつもりだったんですけど、思ったように学生がのってくれなくて…」といったように、弁解や責任転嫁をする授業者がたまにいます。また、授業のなかで起きていたことを参観者に出してもらっているだけなのに、「否定された…」「傷ついた…」とわけのわからないことを言う授業者にもたまに出会うことがあります。おそらく、こうした人たちは、「授業研究」と「自分研究」の区別がつかないのでしょう。

　ここでの問題は次のように整理できると思います。

①授業リフレクションは、授業のなかで起きていることを振り返って確かめることに主眼があるのであって、授業者の「反省」や「弁解」、「責任転嫁」には関心がない。

②「反省」というのは、自分のなかでただ自分を責めているだけである。「弁解」や「責任転嫁」というのは、単なる自己防衛である。そのようなところからは、何も新しいものは生まれてこない。

③くどいようだが、授業リフレクションは「授業研究」の方法であって、「自分」が「自分」についてどう思っているのかを明らかにするための「自分研究」の方法ではない。

④「自分研究」ではないからといって、授業リフレクションは、客観的に授業を分析対象に扱おうとしているわけではない。

⑤大切なのは、自分とのかかわりのなかで起きていることを、自分と切り離さずにきちんと自分で確かめていくということである。

「他者評価」はいらないのか?!

授業リフレクションをわかったつもりになっている人からよく出される質問に、「学生の意見はどうなのか」「他者評価はいらないのか」といったものがあります。おそらく、授業者が自分の授業のなかで起きていることを自分で振り返って確かめるのが授業リフレクションなんだというところまではわかったけれど、「それだけでいいのか!」とおっしゃりたいのでしょう。

ここで問題なのは次のようなことです。

①「学生の意見はどうなのか」「他者評価はいらないのか」といった疑問が起こるのは、授業の場における授業者と学習者の関係をばらばらにして考えているためである。

②このような、授業リフレクションは授業者の側での研究であり、学習者の側も取り扱う必要があるのではないかという考え方は、「因果性」で授業を説明する立場の者に典型的なものである。

③授業リフレクションが前提にしているのは、授業者と学習者の「相互性」によって生まれている授業である。

④授業リフレクションの場で、授業者によって語られる授業の経験は、学習者とのかかわりによる「相互性」の経験にほかならない。たとえ、それが授業者による語りであったとしても、それは学習者を含み込んだ相互性による授業の経験についての語りなのである。

「スキル」がなければできない?!

授業リフレクションに懐疑的な人によくある勘違いに、何か特別な訓練によって「スキル」を獲得しないと授業リフレクションができないのではないか、というものもあります。

このことについては、それほど説明に労は要さないでしょう。答えは No です。授業リフレクションに特別な「スキル」は必要ありません。

もちろん、1回くらいはやり方を学習する必要があるかもしれませんが、実際にやってみることとやり方を学ぶことは同時に経験できます。つまり、四の五の言わずに、狐につままれたと思ってやってみればよいということです。

プロンプターの役割についても同様です。特別な「スキル」や「資格」のようなものが必要になるわけではありません。とはいえ、初めての人は「これで本当にいいのかしら」「もっとうまいやり方があるんじゃないかしら」と不安を感じたり、「プロンプターはやっぱり難しい」といった感想をもつこともあるでしょう。

しかし、私の目からすると、とりわけ看護師である皆さんは、初めてであっても充分にプロンプターができているように見えてしまいます。どうしても、最初は不安になる気持ちもわかりますが、プロンプターといっても何か特別なことをするというわけではありません。「患者さんのことをもっと知りたい・わかりたい」といった、皆さんにすでに身についている感覚で、授業者の聞き役になってあげられればそれでよいのです。

授業リフレクションの基本となるもの

ここまで、授業リフレクションによくありがちな勘違いを見てきましたが、きりがないので、ここではこのくらいでやめておこうと思います。

ただ、もう1つだけ、授業リフレクションの基本となるものとして、このことだけは勘違いしてほしくないのが、ほかならぬ授業者自身に"自分の授業を研究し、自分の授業から学ぶ"ということの大切さが充分に理解されていなければ、結局、授業リフレクションはうわべだけの「なんちゃってリフレクション」になってしまうということです。

しばしば忘れがちなようですが、一人ひとりの患者に個別性があるように、学生一人ひとりに個別性があるのは当然です。まして、「教える人」にも個別性があるわけですから、人と人との間で生まれる教育実践を、あてがいぶちの

ノウハウやマニュアルに還元することはできません。所定のスキルを獲得し、所定の教程に従って訓練さえ受ければ上手に教えられるようになるとか、このやり方さえ使えば、どの学生もみんなできるようになるなどといったような安易なものではないのです。

むしろ、教える人が「教える人」であるために、あるいは「教える人」になるために大切なことは、「こうすれば、こうなる」「こうあらねばならない」といった考え方が教育実践には馴染まないこと、そもそも「教育に正解はない」「手がかりは自分の授業のなかにある」ということを、実感を伴ったかたちで学んでいくことだといってもよいでしょう。この意味で、「教える人」にとって授業を研究するということは、教えるとはどういうことか、学ぶとはどういうことか、ひいては教育とは何をすることなのか、といった"本質"を自分の実践のなかで問い続けることでもあるわけです。

第2章の終わりで、臨床的教師教育の考え方（p.64）について少しお話ししましたが、そこでも触れたように、「教師」つまり広い意味で「教える人」というのは、「自分が計画し、自分が実践した授業を、自分で研究することをとおして、自分の授業を改善していくとともに、人間的にも職能においても自己の成長を図っていく存在」です。

あくまでも授業リフレクションは、このような「教える人の教える人による教える人のための授業研究」、すなわち「教育実践臨床研究」の方法として生まれたものですから、ぜひ皆さんには"自分の授業を研究し、自分の授業から学ぶ"のは、「教える人としてのこの私なんだ！」という自覚というか、自負をもっていただけたらと思います。つまり、授業リフレクションにとってもっとも基本になるのは、"実践や研究の主体"は、他の誰でもない、「教える人としてのこの私なんだ！」ということです。

ですから、授業リフレクションをうわべだけの「なんちゃってリフレクション」にしないためには、授業者には、自分の授業のなかで起きていたことを自分できちんと確かめようとする意志が求められることになりますし、何よりもまず、授業者が率先して自分のことばで授業を語り始めることが大切になってくるのです。

3-2 教えることをとおして自分も育つ
教育実践臨床研究の成果とは

ことば遣いにもう少しデリケートでいよう

　前項では、せっかく行う授業リフレクションの場が「なんちゃってリフレクション」にならないように、「よくある勘違い」や「授業リフレクションの基本となるもの」を見てきました。そこでこの項では、実際の授業リフレクションの場では、どのようなことが経験されているのか、看護教員のAさんと実習指導者のBさんの例を紹介したいと思います。

　ですが、その前に、まだまだ勘違いする人がいるといけないので、「授業リフレクションをやってどんな効果が上がったの？」「それをやるとどんな効果があるの？」といったことば遣いに、なぜ私たちが違和感をもってしまうのか、このあたりの事情をもう少し詳しくお話ししておきたいと思います。

　前項でも触れたように、授業リフレクションはあくまでも授業研究方法ですから、「研究方法」に「効果」を求めるのはお門違いです。

　このように、私たちがなぜ「効果」という表現を退けるのかということについては、「その方法はどのような効果があったのか」と「その方法はどのように寄与したのか」という、一見似たようなことば遣いを、図1のように「人」と「方法」の関係に注目して比べてみると、よりはっきりとさせることができると思います。

▶「その方法はどのような効果があったのか」

　図1の左側(a)は、「その方法はどのような効果があったのか」ということば遣いです。

　ここでは、ある「人」が「方法」を使用する前と後で変化していることが「効果」と呼ばれています。また、「方法」と「効果」は不離一体の関係になっているので、「変化の有無」が「効果の有無」であり、「効果の有無」が「方法の価値」を握っていることになります。

　このようなことば遣いでは、「方法」が主役になっていて、その「効果」に従って変化させられるのが「人」だということがわかるでしょう。

図1：私たちはなぜ「効果」という表現を退けるのか

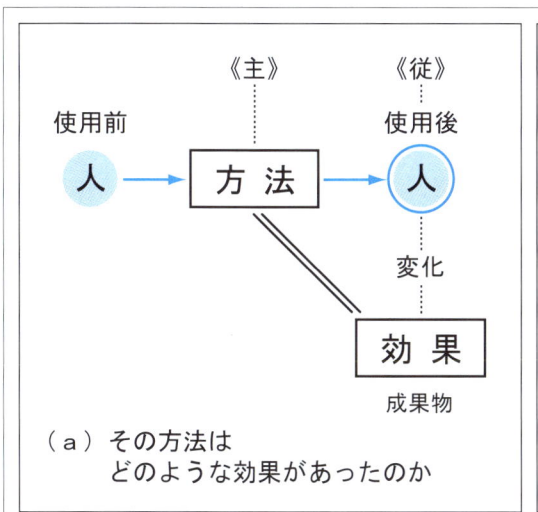

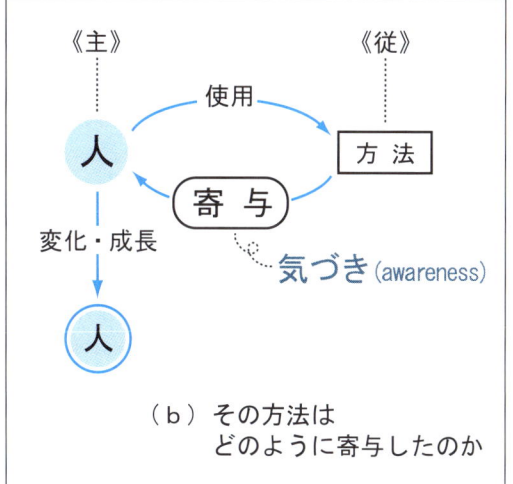

```
（a）その方法は          （b）その方法は
    どのような効果があったのか    どのように寄与したのか
```

（左図）使用前の人 → 方法 → 使用後の人（変化）／効果（成果物）《主》《従》

（右図）人《主》⇄ 方法《従》（使用／寄与）、寄与から気づき（awareness）、人は変化・成長

「その方法はどのように寄与したのか」

一方、図1の右側(b)は、「その方法はどのように寄与したのか」ということば遣いです。

ここでは、その「人」が「方法」を使用することで得ているもの、すなわち、その人自身のなかに起きる気づき（awareness）を「寄与」と呼んでいます。また、このような気づきによってもたらされるものが、その人自身に経験される「変化・成長」です。それは、(a)で見たような「方法」による「効果」なのではなく、その人自身が気づきを得て変わっていく、成長していくということにほかなりません。

ここでのことば遣いは、より正確にいうと「その方法は"その人に"どのように寄与したのか」になります。ですから、あくまでも主役は「人」で、ここでの価値は、その人自身の「変化・成長」にあるということなのです。

私たちは何に「価値」をおくのか

(a)と(b)を比べて見てきましたが、私たちがなぜ「効果」という表現を退けたいのか、ご理解いただけたでしょうか。

せっかくなので、もう少し補足すると、「効果、効果」と気にする人のなかには、「効果」と似たことばで「成果、成果」という人もいます。そこでは「効果」と「成果」がほとんど同義語になってしまっています。「効果があるなら成果が生まれるはず」「成果が生まれないのは効果がないからだ」というわけ

です。しかも、たちが悪いのは、ここで期待されている「成果」とは「成果物」のことであり、目標が達成できたとか、数字がこれだけ上がったとか、学会発表もその1つでしょう、いずれにせよ、何がしかのペーパーによってアウト・プットされるもののことを指している点です。

ですから、(b)のところでお話ししたような、その人自身に経験される「変化・成長」は、ペーパーにはなっていないので、なかなか「成果」とは見なされないことになります。いきおい、「成果が上がっていないから、もっと取り組みを発展させて、成果物を出せ」ということにもなるわけです。

ところが、このように言う人には、あらかじめ期待する成果の「形」があるものですから、どれほど頑張って自分自身が得ている実感やそこでのかけがえのない経験をペーパーにしたためても、意に染まないものに対しては、「違和感がある」「わからない」「そんなものに価値があるのか」の一点張りで、結果的に相手からやる気を根こそぎ奪うことにもなるのです。

このように見てくると、そもそも(a)のところでは、はじめからその人自身の変化には関心がなかったのではないかとさえ思えてきます。価値があるのは「効果＝成果物」であり、その人自身が気づきを得て「変化・成長」していくということに価値をおく、私たちの「教育実践臨床研究」とは、根本的に考え方が違っているのだといえるでしょう。

授業リフレクションの経験がもたらすもの

お待たせしました。それではここからは、実際の授業リフレクションの場でどのようなことが経験されているのか、看護教員のAさんと実習指導者のBさんの例を紹介したいと思います。

自分の授業の今を知る

まず最初に紹介するのは、看護教員のAさんの経験です。Aさんは、教員になって3年目に、自分の行った基礎看護学の授業をカード構造化法（第2章-2）でリフレクションする機会を得ました。プロンプター役をかって出てくれたのは、同じ学校の先輩の先生でした。

Aさんは看護教員養成講習会を受講してすぐに教員になりましたが、これまでずっと「今日も授業かぁ、嫌だなぁ…」という思いが続いていたそうです。このときの授業の印象も「焦って、あっさり終わった」というものでした。

ツリー図の考察では、プロンプターに自分のことばで自分の授業を語ってい

くことで、学生の真剣な反応や、Ａさんのなかでわき起こっているさまざまな思いや感情が明らかとなっていきました。それと同時に、それらのすべてが自分のなかにある「不安」と結びついていることもはっきりとしました。Ａさんはそこでの気づきを次のように話してくれました。

「不安という思いの裏には、看護教員としてまじめに、しっかりやらなければならないという漠然としたあるべき像があったのだと思います。そのため、指導案どおりに進めなくてはならないという焦りばかりになり、自分のねがいから、ここで何を学ばせたいのかということを大切にできていなかったのだと思います。」

さらに、Ａさんは「漠然とした不安が明確になったことで、不安が解消され、自分らしく前向きに授業に取り組むように気持ちが変化した」とうれしそうに話してくれました。それは、次のことばにも表れています。

「今まで授業に対してなんとなく嫌だなと感じていたことが具体的になっていったと思います。そんな自分と向き合うことで、不安の原因が明らかになり、指導案どおりに進める、ただただしっかりやらなくてはならないという、あいまいな思いから、自分のねがいに基づいて、授業方法やその場の構成を具体的にし、学生の反応を見ていこう、ありのままの自分で学生の前に立とうという思いに変化しました。学生の反応を大切にできるような授業をしていくための手がかりが得られたと感じます。」

授業リフレクションを経験したあとのＡさんの変貌ぶりには、目を見張るものがありました。自信をもって前向きに授業に取り組めるようになっただけでなく、何より授業が楽しそうですし、表情も話し方も生きいきとしていて見違えるほどです。Ａさんにとって「ありのままの自分」でいいんだと思えたことは、とても大きなことでした。

このような思いの変化の背景には、プロンプターのかかわりがあったことも見逃せません。Ａさんも「プロンプターに率直な思いを聞いてもらえたことで安心できて、自信につながった」と話してくれました。「自分の授業と向き合う」ということは、時にはつらいことかもしれませんが、このようなプロンプターの支援があってこそ、自分の授業と向き合い、「自分の授業の今を知る」ことが可能になってくるのだといってもよいでしょう。

教える人として自分の「変化・成長」を確かめる

　次に紹介するのは、実習指導者のBさんの経験です。Bさんは、実習指導者になった2年目に実習指導者養成講習会を受講しましたが、その後も自分の指導がこれでよいのかを確認することもなく、実習が終わるたびに何か心残りを感じていたそうです。

　そんなときにBさんは、同じ学生の指導を担当した看護教員と一緒に実習指導をカード構造化法でリフレクションする機会を得ました。リフレクションは、1年の間に3回、Bさんには教員が、教員にはBさんがというように、互いにプロンプターの役割をとって行いました。

　初めてBさんが作ったツリー図には、「不安」ということばが、いくつも表れていました。ところが、教員と一緒に考察を進めていくと、思いがけない気づきがありました。Bさんは次のように話してくれました。

　「実習中に感じた漠然とした思いを何でも不安と表現していましたが、先生に語っていくなかで、そのどれもが不安ではないことに気づくことができました。先生と長い時間たくさん話したことで、実習中に感じた不安や緊張感、整理のつかない思いが、ひもを解くようにほぐれていき、聞いてもらったことで、受け止めてもらえたという安心感を得ることができました。」

　2回目にリフレクションを行った実習指導では、グループのなかの一人の学生へのかかわりが多くなってしまい、他の学生と接する時間が少なくなってしまったことが心残りだったそうです。ところが、Bさんは「リフレクションをとおして、一人ひとりの学生の実習での出来事を語ることで、個々の学生の学びに気づき、思った以上に学生がそれぞれの学びを得ていたことがわかった」と話してくれました。

　そして、3回目に行ったリフレクションでの気づきについては、次のように話してくれました。

　「自分が実習指導をすることに抵抗はなくなっていて、リフレクションのなかでも不安ということばを使うことはなくなっていました。また、学生が看護をどのように学んでいるのか、学生の変化が気になるようになり、指導者としての自分のかかわりについて振り返ることが多くなっていました。」

さらに、Bさんは、3回にわたって行った授業リフレクションの経験を振り返って、1回目では「自分」に向いていたまなざしが、2回目には「学生」に、そして3回目には「指導」へと変化していることにも気づいたそうです。
　次のことばは、授業リフレクションを継続することでBさんの得た実感だといえるでしょう。

　「自分では意識していなかった事柄も、言語化することでモヤモヤとした思いが消え、自分の指導の意図が明確になり、安心して指導することができるようになったと思います。また、リフレクションを繰り返すことで、気づいたことが実習を終了するごとに積み重なっていき、指導者としての成長につながる変化も感じることができました。」

　このようにBさんは、自分の実習指導をリフレクションする機会を継続して得られたことで、教える人としての自分自身の「変化・成長」を確かめることができました。とりわけ、Bさんが「安心して指導ができるようになった」と話してくれたように、指導者が「安心感」をもって学生にかかわれることは、学生にとっての「安心感」にもつながり、実習での学びに与える影響もとても大きいものがあると思います。
　また、Bさんは、同じ学生を指導した教員と互いにプロンプターになって授業リフレクションを行ったことで、今後の実習指導における教員と指導者のかかわりについても示唆を得ることができました。Bさんは次のように話してくれました。

　「以前は、指導方法について先生と話す機会はほとんどなく、手探りが続いていました。学生が悩んでいるときにどうかかわったらよいのかということも、自分で解決するか、解決できないままに実習が終了してしまい、自分の指導がこれでよかったのか確認することもできずにいました。しかし、教員と本音で話すことで、互いにこう思って学生とかかわっていたということを確かめることができ、自分の思いを抑えることなく、自由に指導できるようになったと感じました。教員と語り合う時間をもてたことは、指導者にとって貴重な経験となり、リフレクションを行うことにより教員との距離が近くなったと感じました。」

　指導者と教員が互いの思いや考えを交流できて、互いの理解を深めていける

ことは、共に学生を育てていくチームとして、とても大切なことだと思います。私が見聞きするなかでは、指導者と教員との間の風通しがあまりよくない学校と臨床も少なくないようなので、学生が安心して実習できる環境につながるという意味でも、こうして互いに授業リフレクションの機会をもてることは、とても幸せなことだといえるでしょう。

教育実践臨床研究の成果とは

　ここまで、看護教員のAさんと実習指導者のBさんの授業リフレクションの経験を紹介してきました。

　2人の近況を少しお話しすると、Aさんは、あれから1年後、再びカード構造化法で授業リフレクションを行ったところ、ツリー図には「不安」ということばがまったくなくなっていたそうです。しかも、前回のリフレクションでプロンプターに自分の思いを充分に受け止めてもらえた感覚が、そのまま今度は、学生の思いを大切にしたいという自分のねがいとなっていて、学生への具体的なかかわりにも反映されていたことに気づいて驚いたそうです。

　Bさんは実習指導者から院内の教育委員に役割が代わりました。後輩指導にかかわるなかで、新人看護師さんたちの1年間の振り返りとして、カード構造化法に取り組んでもらったところ、本人も気づかなかった心の変化や看護師としての成長を自分で確かめる機会となってとてもよかったと話してくれました。Bさんもその場に立ち会っていてとても楽しかったそうです。

　2人の経験が教えてくれるように、教育実践臨床研究の「成果」とは、その「人」が教える人としてどのように目の前の学生とかかわるか、どのような同僚として仲間にかかわるか、そうした「かかわり」のなかに体現されるのだといってもよいでしょう。

　いかがでしょう。「なんちゃってリフレクション」と、私たちの授業リフレクションの大きな違いをわかっていただけたでしょうか。

　今一度、思い返してみてください。Aさんも、Bさんも、他者から不足を指摘されたり、反省を強いられたりしたわけではありません。まして、プロンプターから指導や助言を受けたわけでもないのです。

　授業リフレクションの場で、プロンプターに自分のことばで自分の授業や指導を語っていくことで、自分の経験を自分で意味づけることができたからこそ得られた「気づき」が、AさんやBさんにとってかけがえのない「変化・成長」をもたらしてくれているのです。

この意味で、AさんやBさんの「変化・成長」に、授業リフレクションが「寄与した」とはいえますが、それを「効果が上がった」だの「成果が上がった」だのというのは、いかにもヤボな話でしょう。ちなみに、頭のなかが「効果＝成果物」になってしまっている人は、こうしたAさんやBさんに経験されたような「変化・成長」が、たとえ身近な人に起きていたとしても、気づけずに通り過ぎてしまうのかもしれませんね。

3-3 授業リフレクションと授業デザインの分かちがたい関係
明日の授業を創るリフレクション

🔲 授業の準備はどうしているのかな?!

　皆さんは、普段"授業をするために"どんな準備をしていますか。
　初めて行う講義であれば、カリキュラムやシラバスに記載されている目標や内容を確認したうえで、ここではどのようなことを具体的に教える必要があるのか、前任者の講義資料や教科書、参考図書をひもといて、調べたことをどのような順番で示していくか、プリントやスライドにまとめていくといったことでしょうか。
　演習であれば、学生のグループ分け、他の教員の配置、時間配分の検討、必要な物品の準備などが思い浮かぶかもしれません。
　実習であれば、どうでしょう。教員と指導者の間で、学習の進度や実習目標の共通理解を図ったり、学生にオリエンテーションをして、事前学習をするように伝えたり、実習の進め方を確認しておくといったことでしょうか。また、自分のユニホームにきちんとアイロンがけしておくのも大事な準備の1つかもしれません。
　このように、ざっと思い浮かべてみただけでも、日常的な授業の準備にはさまざまなものがあげられます。皆さんであれば、おそらくこのほかにも、もっといろいろな授業の準備があるのではないでしょうか。
　前項では、実際の授業リフレクションの場ではどのようなことが経験されているのか、看護教員のAさんと実習指導者のBさんの例を紹介しました。2人の経験をとおして、授業リフレクションが、その人自身が気づきを得て「変化・成長」していくことに価値をおいた研究方法であることをご理解いただけたのではないでしょうか。
　そこで本項では、授業の準備、つまり授業デザインと実際の授業、さらに授業リフレクションとのつながりについてお話ししたいと思います。

指導案という道具

　授業の準備というと、看護教員養成講習会を受講した人のなかには、「指導案」の作成を最初に思い浮かべる人もいるかもしれません。あるいは、実習指導者養成講習会を受講した人のなかには、「指導案」ということばを聞いて、何時間もかけて「実習指導案」を書かされた記憶がよみがえってくる人もいるかもしれません。「書かされた」という意味では、看護教員養成講習会の受講者も同じかもしれませんね。

　ちなみに、大学の先生でも、教育についてちゃんと勉強したことがない人にとっては、「指導案」は、あまり馴染みのないことばかもしれません。書いたこともないし、その存在すら知らない人も少なくないでしょう。ですから、講習会を受講していない人や臨床の看護師さんが「指導案」を知らなかったとしても、決して恥ずかしいことではありません。そこで、ご存じない方のためにお話ししておくと、「指導案」というのは、授業の実施に先立って、あらかじめ授業者が立案する「授業の計画」のことだとひとまず理解しておいていただければと思います。

　それでは、皆さんは、普段"授業をするために"指導案を書いているのでしょうか。

　このように尋ねると、「やっぱり書かなければならないんだ～」「怒られる～」と思ってしまう人もいるかもしれません。しかし、日常的に指導案を書いてから授業に臨むというのは、あまり現実的ではありません。

　実際、私が日々かかわっている小・中学校の先生方は、毎日何時間もの授業を行っていますから、すべての授業について指導案を用意するなどということは不可能です。もちろん、学校教育の世界では、指導案は書けてあたり前ですが、むしろ、一人前の教師に求められるのは、いちいち指導案を書かなくても授業ができるようになることだとさえいってもよいでしょう。

　では、指導案とは何のためにあるのでしょうか。整理すると次の3つがあげられます。

- 自分の実現したい授業の「方向」を明確化する
- 仲間と共に授業検討を行う（授業について指導を受ける）際のメディア
- 実現した授業を振り返る際の軸

このように整理してみると、2つ目の「仲間と共に授業検討を行う（授業について指導を受ける）際のメディア」というあたりが、養成段階での指導案は「書かされるもの」「書かねばならないもの」といった印象と結びついてしまうのかもしれませんね。

　しかし、そうした仲間との授業検討や授業について指導を受ける機会というのは、多忙な教育現場のなかではそう多くは得られません。そうした機会を有意義なものにするためにも、ひとまず自分のやろうとしている授業を指導案に書いて人に示せることは大切なことです。また、「自分の実現したい授業の『方向』を明確化する」あるいは「実現した授業を振り返る際の軸」としても、指導案というものは、あくまでも「自分のための道具」としてあるのだということです。

自分の実現したい授業の「方向」を明確化する

　そういえば、よく誤解があるのですが、指導案は「授業の計画」だとはいっても、「授業の手順書」や「台本」ではありません。

　第1章でお話ししましたが、授業はしばしば「生き物」に喩えられるように、授業者と学習者のかかわりによって絶えず複雑に変化する相互性の場、つまり臨床の場ですから、あらかじめ立てた計画どおりにいかないのは、むしろ当然なことなのです。

　にもかかわらず、指導案どおりに授業を進めようとして、あらかじめ立てた目標や計画に縛られてしまうと、目の前の学生が見えなくなってしまいます。いわゆる「一方的な授業」というのがこれです。

　かといって、ろくすっぽ計画もないままに授業に臨んでしまえば、学生の様子にただ場当たり的に反応するだけで、授業の流れも支離滅裂になってしまうでしょう。

　このようなことからも、授業に臨むにあたっては、自分の実現したい授業の「方向」を明確化しておくことがとても大切になってきます。

→「場当たり」と「臨機応変」の違い

　ところで、皆さんは、普段「場当たり」と「臨機応変」ということばの使い分けを意識したことがあるでしょうか。どちらも、今ここで起きていることにその時その場で反応しているということでは同じようなニュアンスですが、ちょっと身近な同僚同士の関係を思い浮かべてみてください。

「△△先生の学生への対応って、いつも場当たり的よねぇ」「○○先生の学生へのかかわりって、本当に臨機応変ね」。

この2つのことば遣いの違いがおわかりになるでしょうか。もし、自分がこのように言われたとしたら、どんな気持ちになるでしょうか。これは看護でも一緒だと思います。

「△△主任のスタッフへの対応って、いつも場当たり的よね」「リーダーの○○さんの患者さんへのかかわりって、本当に臨機応変ね」。

教育であっても看護であっても、人と向き合い、人とかかわって、何がしかのことをなしうる実践家としての私たちにとって、自分が行っている実践を「場当たり」と言われるのは大変屈辱的なことです。一方、「臨機応変」と言われるのは大変名誉なことですし、実践家であるならば「臨機応変」は誰もが目指したいところだといってもよいでしょう。

実は、こうした「場当たり」と「臨機応変」の違いは、その人自身のなかに相手とかかわっていくうえでの確かな「方向」があるかないかで決まってきます。つまり、「方向」をもたないかかわりは単なる「場当たり」ですし、「方向」があるからこそ、その時その場での「臨機応変」なかかわりが可能になってくるのだということです。

教育実践の場においては、教える人として、このような自分自身の軸となる「方向」のことを、「ねがい」と呼んでいます。

そして、自分自身の実現したい授業の「方向」すなわち「ねがい」を明確化していく営みのことを、私たちは「授業デザイン」[*1,2]と呼んでいます。それは、授業のなかでの自分を縛ってしまうような「授業の計画」ではなく、授業の変化や学生との自由なかかわりを保障するものだといってよいでしょう。この意味で指導案は、授業デザインを行っていくうえで、有益な道具の1つとなりうるのです。

「ねがい」が生まれるために

これまでお話ししてきたように、授業の場においてきわめて重要になるのは、授業者の「ねがい」です。

では、授業者の「ねがい」とは、どこから生まれてくるのでしょうか。もちろん、自分自身の臨床経験から、学生に対して漠然と抱く「こんな看護師になってほしい」も大切な「ねがい」でしょう。また、自分が日々かかわっている目の前の学生から、「○○さんには、もう少し自分の考えを積極的に言えるようになってほしい」とか、「□□さんはそそっかしいから、もっと落ち着い

てできるようになってほしい」といったように、個別具体的に立ち上がってくる「ねがい」も大切です。

しかし、授業という場が、一人ひとりの学生にとって充分に意味のある学習経験の場となるためには、授業デザインを行っていくなかで、自分が担当する領域・単元・テーマ・教材に対して、「学生が看護を学ぶとはどのようなことなのか」「それは学ぶに値する・教えるに値する意味のある内容なのか」「実際にそれはどのように学生に経験されるのか・学ばれるのか」といった"問い"を立ててみることも忘れてはなりません。

そもそも、実践の「方向」を定め、授業者の「軸」となりうる「ねがい」とは、そうした自らが立てた"問い"との責任ある応答の繰り返しのなかから次第に明らかになってくるものだからです。

授業リフレクションと授業デザインの分かちがたい関係

ここまで、授業の準備、つまり授業デザインと実際の授業のつながりを見てきました。授業者の「ねがい」がいかに大切か、ご理解いただけたでしょうか。

こうした、授業デザインと実際の授業の関係、さらに、授業リフレクションとの関係を整理すると、図2のようになります。

図2：授業リフレクションと授業デザインの分かちがたい関係

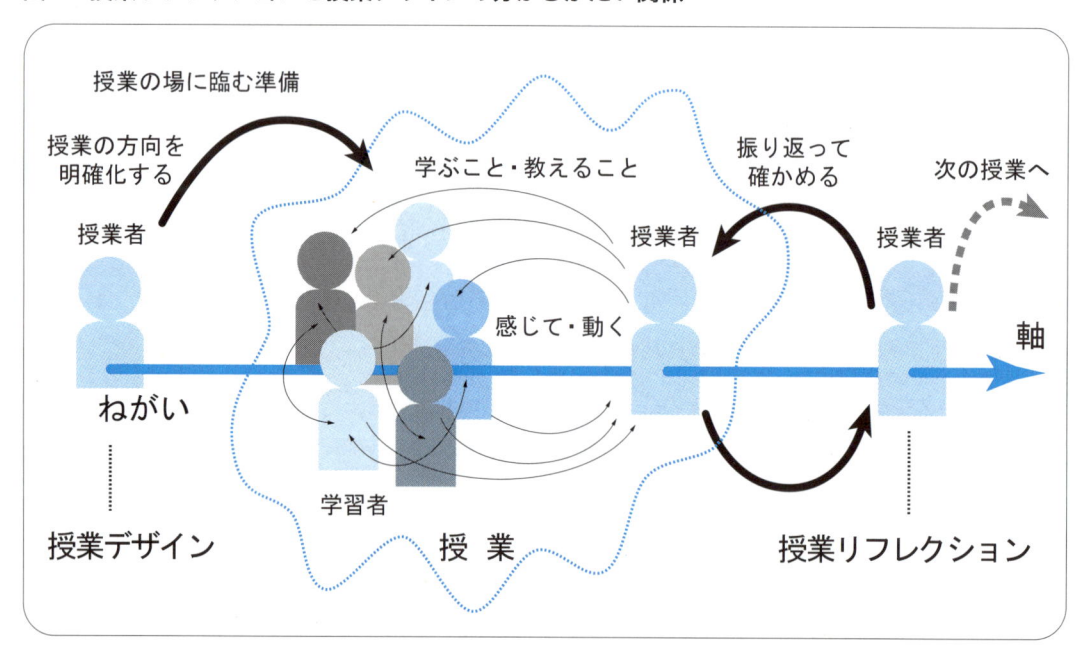

この図にも表したように、授業者の「ねがい」は、授業の維持・継続を支えるものとして、授業のデザインはもちろん、授業中の臨機応変な学生へのかかわりから、授業後のリフレクションに至るまで、一貫したよりどころとして、授業者の「軸」となるものです。つまり、授業リフレクションと授業デザインのつながりを分かちがたいものにしているのが、授業者の「ねがい」なのです。

　ちなみに、授業リフレクションにおいても「ねがい」が重要になるのは、授業のなかで起きていた諸々の事象は、授業者の「ねがい」に照らし出されることによって、初めて授業の事実となるからです。

　もし、仮に「ねがい」が不確かなままの人が授業リフレクションを行ったとしたらどうでしょう。皆さんは想像ができるでしょうか。もちろん、それなりに明らかになることはあると思いますが、結局、授業のなかで起きていた諸々の事象が次々と確かめられるだけで、「何をやりたかったのかよくわからなかった」ということが明らかになるのがオチでしょう。

　「ねがい」が明確にあるということは、自分の授業の事実と向き合うことを可能にしてくれますし、そもそも、その授業が「自分の授業である」という感覚を授業者にもたらしてくれるのです。だからこそ、そこで確かめられた手応えや違和感も、自分の授業の大事な手がかりとして、今後の実践につながっていくのだといってもよいでしょう。

　この意味で、授業リフレクションは決してその場限りのものではなく、さらに、次の授業に向けての授業デザインとも分かちがたい関係にあるのです。

明日の授業を創るリフレクション

　ここからは、こうした日常的な教育実践の営みを、看護教員のCさんの経験を例に紹介していくことにしましょう。

　Cさんは、自分が担当する成人看護学の「看護過程」の授業の最終回を翌日に控え、授業リフレクションを行いました。

　Cさんは、看護過程の授業を担当するようになって4年目の先生です。これまで「記録にとらわれることなく、対象の状況に応じた看護を考えるプロセスとしての看護過程を学んでもらいたい」という「ねがい」を大切にして授業を実施してきました。

　とりわけ、今回の授業では、看護過程の「実施・反応・評価」を重視して、学生が立案した看護計画を、演習のかたちで具体的に実施し、患者の反応をとらえて評価して、翌日の計画に活かしていくということを行ってきました。

このような一連の授業を振り返って、Cさんは、「最終回で少しまとめるとしたら、何を伝えていこうか…、これから実習も控えているし、今後どのような方向で学習していってもらいたいか…、いろいろ言いたいような、いや、いろいろ言っても、とにかく実施することから看護は始まるし、今言ってもな…と、何に焦点化したらいいか、直前まで授業の方向を決めかねていた」のだそうです。
　そうしたなか、Cさんは同僚の先生にプロンプターになってもらい、「対話による授業リフレクション」（p.21表参照）を行いました。
　「今までの授業を振り返って、印象をひとことで言うと？」と、プロンプターに問いかけられて、Cさんは「看護では個別性を大事にと言っていたわりに、自分が学生に個別にかかわれなかった」と答えました。
　続けて「そのこころは？」とプロンプターに尋ねられ、「演習中に、行動計画のなかの、たとえばバイタルサインを測る意図・留意点が考えられていない、といった指導がかなり必要だった。1年生のときとは違って、2年生では正確に測ることだけではなく、なぜそうするのか、その意図は？　ということが求められるようになる。漫然とバイタル測定だからということではなく、アセスメントしたことを意識して実施してほしい。そういったことを考えるのが看護過程で、そういったところに細かく、個別にかかわれなかった」と答えました。
　このように答えていくなかで、Cさんは、「意図をもった看護」「意図が大事‼」と、自分のなかに"意図"というキーワードが浮かんできたそうです。この時、Cさんは「あー、それだー！　明日の授業がちょっと楽しみになってきた。たくさん話しても全部は聞けないんだから、これでいいんだ！」と思えたそうです。そして、決めかねていた最終回の授業は、"意図"をキーワードに「看護を行うことと看護過程」ということに絞って話をすることに決めることができたそうです。
　翌日、実際の授業のなかでCさんは、学生に「これまでの授業のなかで"意図"ってどこに出てきたかな？」「その意味は？」「意図がある看護と意図がない看護ではどう違うのかな？」、そして「なぜ意図が必要なのか」「意図はどうしたら生まれるのか」と問いかけていきました。すると、学生からは「意図がないと患者さんが見えない」「意図がない看護はありえない」「患者さんを知りたいと思う気持ち」など、「すごい！」と思えるような意見が次々に飛び出してきたそうです。
　そして、授業を終えたCさんは、次のように語ってくれました。

「前日に、同僚の先生にプロンプターになってもらってリフレクションを行ったことで、自分が授業のなかで学生に伝えたいことをはっきりとさせて授業に臨むことができました。そうして学生にかかわっていったところ、想像していたよりも優れた意見を聞くことができて、学生は思っていた以上に学んでいるんだとわかりうれしくなりました。リフレクションを行ってから授業をすることができて、本当によかったです。あらためて、ねがいを明確にして授業を行うことの大切さを実感しました。」

　Cさんのように、身近に同僚の先生との間で日常的に授業リフレクションが行える環境があることは、とても幸せなことだといえるでしょう。プロンプターとの対話のなかで、Cさんのなかに"意図"というキーワードが浮かんできたなんてあたりは、まさに自分のなかに起きる気づき、アウェアネスですね。おかげでCさんは、自分の実現したい授業の「方向」すなわち「ねがい」を再度明確にしてから翌日の授業に臨むことができました。

　Cさんの経験が物語っているように、日常的な「授業の準備」では、授業リフレクションを行うことと次の授業をデザインすることとが、授業者にとっては同時に経験されています。

　「明日の授業を創るリフレクション」とは、まさにこのような授業の準備のことをいうのです。

引用・参考文献
＊1　藤岡完治：看護教員のための授業設計ワークブック，医学書院，1994．
＊2　目黒悟：子どもと教師が生きる授業デザイン．無藤隆・寺崎千秋・澤本和子編著：21世紀を生き抜く学級担任②；学びを育てる授業デザイン，ぎょうせい，2002，p.113-133．

第4章

授業研究と授業リフレクション

4-1 授業研究についてもっと見識を深めよう！
授業リフレクションが生まれた土壌

◻ 学会という「学び合い」の場に臨もうとすると…

　前章では、授業リフレクションの経験が看護教員や実習指導者にもたらすものについて具体的にお話ししました。この第4章では、そうした授業リフレクションの経験をとおしてそれぞれが得ているもの、つまり、互いの知見の交流・学び合いに向けて、「授業研究」とはそもそもどのような営みなのかを確認することで、授業リフレクションや教育実践臨床研究について、よりいっそう理解を深めていただければと思います。

　さて、毎年8月、9月は大学が休みなこともあって、さまざまな学会が集中するシーズンです。

　これまで私は、教育実践臨床研究を支援する臨床的教師教育の立場から、たくさんの看護教員や実習指導者の皆さん、最近では臨床で教育にかかわる看護師さんたちの授業リフレクションに関する取り組みを応援してきました。また、せっかく取り組んだのですから、ぜひ学会で発表して、自分たちが研究をとおして得た知見を同じ教育実践に携わる仲間と交流し、互いに学び合ってほしいと思い、学会発表も積極的に応援するようにしてきました。

　ところが、いざ学会発表を目指すとなると、まずクリアしなければならないのが抄録の査読ですが、どうも、査読者のなかには、授業研究や授業リフレクションについて、あまりご存じない方もいらっしゃるようです。そのため、思ってもみなかったような査読結果が届いて、へこんでしまう人も少なくないようです。別にそのことで、自分の行った実践や研究の価値が少しも下がるわけではないと思うのですが、査読者の授業研究や授業リフレクションについての理解の程度を知らないと、真に受けて、暗澹たる気分になってしまうのも仕方のないことかもしれません。

　仮に査読の時点でノーマークだったとしても、苦労して準備して迎えた発表本番で、フロアや座長から出される無理解な質疑やコメントに一喜一憂するのもつまらないものです。さらに、リフレクションがはやってくると、授業研究とは無関係に聞きかじった知識で、私たちの授業リフレクションも一緒くたに

考えようとする人がいるので、ちぐはぐな受け答えになってしまうこともあるでしょう。ですから、なおのことこの第4章では、授業研究についてもっと見識を深めてもらえればと思います。

授業研究という分野があることを知っておこう

　看護教育の世界にかかわるようになって感心することの1つに、学会という場があります。自分が看護研究をするとなると及び腰の人でも、わりと学会へは気軽に足を運んで、いろいろな発表や講演を聞いたり、シンポジウムや交流セッションに参加して学んでくるという習慣が根づいているように感じるからです。さまざまな学会が毎年各地で行われていますから、こうした学会への参加は、ちょっとした観光旅行も兼ねたリフレッシュに一役かっているのかもしれませんね。

　ちなみに、私が長年かかわってきた学校教育（小学校、中学校など）の世界では、現場の先生方にとって学会という場は、あまり縁のないものです。ただでさえ忙しい日常のなかでさまざまな研修が課せられているだけでなく、全国、どこの学校でも校内研究や校内研修の時間が確保されていますし、校外にもさまざまな研究会や研修会に参加する機会が用意されているので、わざわざ学会まで足を運ぶ必要は感じられないのだと思います。また、学会というのは大学の先生（研究者）たちが集まるところで、自分たち現場の人間（実践者）には関係ないという感覚もあるのでしょう。こうした感覚の背景には、研究によって得られた学問的な知見が、現場の実践にはあまり役に立たないという実情があるのだと思います。

　このように考えてみると、「看護研究」は、看護や看護教育の現場の実践に貢献することが目指されているからこそ、学会の場には研究者・実践者と、分け隔てなく多くの人が参加して、互いに研究をとおして得た知見を交流し、互いが学び合う場が成り立っているのだといえるでしょう。しかし、「授業研究」ということをめぐっては、いささか事情が異なってくるようです。

　学校教育の世界では、「授業研究」という分野は、授業を扱う学問的アプローチとして確立されていて、たとえば、教育工学では、授業研究方法や学習環境、学習指導法、授業設計、授業実施、授業評価の6つの領域があげられています[*1]。こうした、大学の研究者が中心になって、あるいは、現場の実践者と共同で行われる学際的な「授業研究」は、とりわけ1960〜70年代にかけて全国で盛んに取り組まれたものですが、学校現場での「授業研究」の歴史

は、「学制」が制定された明治初期まで遡ることができます。先生方が自分たちの授業をよりよいものにしていくために、授業のやり方や教え方、教材や学習内容などについて研究するという営みは、時代の移り変わりのなかでさまざまな紆余曲折[*2,3]をたどってきましたが、今日の学校現場にもしっかりと根づいている文化といえるものです。

もちろん、現場での授業研究の考え方や方法にもさまざまなものがあって、一概に日々の実践や教師の成長に直接つながるものばかりとは言いきれませんが、近年では、日本の授業研究は、レッスンスタディ（lesson study）という呼び名で海外からも大きな関心を集めているほどです。

「看護研究」では、量的な研究だけではなく、質的な研究が大事だといわれていますが、こうした「授業研究」についての理解はまだまだのようです。たとえば、「授業検討のレベルが研究なのか」といった査読者のコメントに出会ったことがありますが、おそらくこの人は授業研究を知らないのでしょう。そのため「研究」というものに対しての自分の固定観念がそう言わせるのだと思います。

そこで、この項では、まず学校教育の世界で現場に根づいてきた「授業研究」とはいったいどのようなものなのか、私たちの授業リフレクションが生まれた土壌について知っていただこうと思います。そして、授業リフレクションが、既存の授業研究とどのように異なっているのかをよりいっそう明確にできればと思います。

授業リフレクションが生まれた土壌

学校教育の世界では、現場の先生方が中心になって行う授業研究のなかでも、もっともポピュラーなのは、教員同士で授業を参観し、授業後に研究協議（研究会・反省会など呼び名はさまざま）を行うというものです。こうした授業研究のやり方は、もっぱら「研究授業」と呼ばれることが多いのですが、そこでは「人に授業を見せる・人の授業を見る」ということが大前提になっています。

読者の皆さんも子どもの頃、教室の後ろに大勢の先生方が並んで授業を見ていたという記憶のある人もいるでしょう。担任の先生も普段とはちょっと違って、優しかったり、ていねいだったりして、そんなことを覚えている人もいるかもしれませんね。それが「研究授業」だったわけです。

図1[*4]は、授業者と参加者への寄与という観点から、そうした研究授業における授業者と参加者、つまり個と集団の関係を整理したものです。

図1：研究授業における授業者と参加者の関係

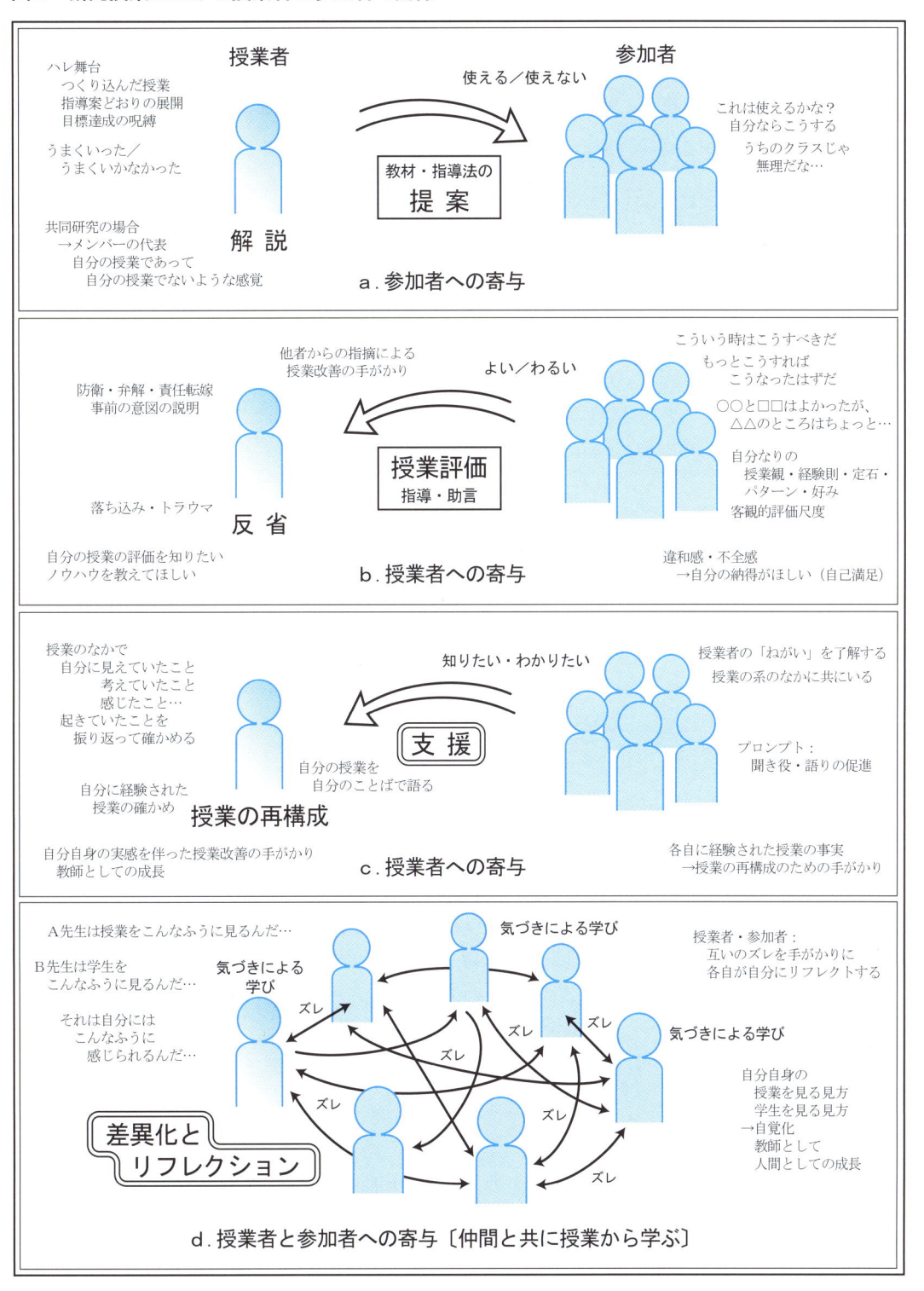

a. 参加者への寄与

授業者
- ハレ舞台
  - つくり込んだ授業
  - 指導案どおりの展開
  - 目標達成の呪縛
- うまくいった／うまくいかなかった
- 共同研究の場合
  →メンバーの代表
   自分の授業であって
   自分の授業でないような感覚

解説 → 教材・指導法の **提案** → 使える／使えない → 参加者
- これは使えるかな？
- 自分ならこうする
- うちのクラスじゃ無理だな…

b. 授業者への寄与

- 防衛・弁解・責任転嫁
- 事前の意図の説明
- 他者からの指摘による授業改善の手がかり
- 落ち込み・トラウマ
- 自分の授業の評価を知りたい
- ノウハウを教えてほしい

反省 ← **授業評価** 指導・助言 ← よい／わるい ← 参加者
- こういう時はこうすべきだ
- もっとこうすればこうなったはずだ
- ○○と□□はよかったが、△△のところはちょっと…
- 自分なりの授業観・経験則・定石・パターン・好み
- 客観的評価尺度
- 違和感・不全感 →自分の納得がほしい（自己満足）

c. 授業者への寄与

- 授業のなかで
  - 自分に見えていたこと
  - 考えていたこと
  - 感じたこと…
  - 起きていたことを振り返って確かめる
- 自分に経験された授業の確かめ
- 自分自身の実感を伴った授業改善の手がかり
- 教師としての成長

授業の再構成 ← **支援** ← 知りたい・わかりたい ← 参加者
- 自分の授業を自分のことばで語る
- 授業者の「ねがい」を了解する
- 授業の系のなかに共にいる
- プロンプト：聞き役・語りの促進
- 各自に経験された授業の事実 →授業の再構成のための手がかり

d. 授業者と参加者への寄与〔仲間と共に授業から学ぶ〕

- A先生は授業をこんなふうに見るんだ…
- B先生は学生をこんなふうに見るんだ…
- それは自分にはこんなふうに感じられるんだ…

差異化とリフレクション

気づきによる学び（ズレ）

- 授業者・参加者：互いのズレを手がかりに各自が自分にリフレクトする
- 自分自身の
  - 授業を見る見方
  - 学生を見る見方
  →自覚化
   教師として
   人間としての成長

授業研究についてもっと見識を深めよう！

諸外国では、職員室というものが存在しない学校文化もあるほどですから、教員同士が授業を見合い、授業について学び合うという、日本の学校現場に伝統的に根ざした授業研究は羨望の的なのかもしれません。とはいえ、隣の芝は青く見えるものです。いくら海外から大きな関心を集めているとはいえ、授業者や参加者への寄与という点では、果たしてどうなのか怪しいところも多々あると思います。

ですのでここからは、この図を使って問題の所在を明らかにするとともに、私たちの授業リフレクションが生まれた土壌について詳しくお話ししていくことにしましょう。

これまで「参加者への寄与」と考えられてきたもの

まず、図のなかの「a. 参加者への寄与」に示してあるのは、いわゆる既存の研究授業における授業者と参加者の関係です。

ここでは、授業者によって行われる「教材・指導法の提案」が、参加者への寄与として想定されていて、参加者の関心もおのずと「使える／使えない」に焦点化します。そのため、教材の目新しさや展開の工夫について、授業参観中にある程度値踏みが済んでしまっている参加者にとっては、授業後、研究協議の場で授業者から行われる「解説」には、あまり関心がもてないかもしれません。あるいは、その逆に、参観中に自分のなかにわいた疑問や興味についてさらに詳しく「解説」を求めることで、自分の授業のヒントやノウハウとして取り入れようとする積極的な参加者もいるかもしれません。ただ、いずれにせよ参加者の関心は、授業のなかで起きていたことそのものではなく、そこで取り扱われていた教材や指導法にあるのです。

もちろん、参観中に参加者のなかにわき起こる「これは使えるかな？」「自分ならこうする」「うちのクラスじゃ無理だな…」といった考えや思いは、研究授業のような特別な場に限らず、人の授業を参観する機会さえあれば、同じ実践者である以上、自然とわき起こるものだといってもよいでしょう。ですから、そのこと自体は必ずしも否定されるものではありません。

一方、授業者にとってこうした研究授業の場は、しばしば「ハレ舞台」として経験されるものです。そのため、普段の授業とは異なり、見栄えを意識して、破綻のないよう「つくり込んだ授業」を用意した結果、「指導案どおりの展開」に注意が引きつけられ、目の前の学習者がそこで何を経験していたのか、何を学んでいたのかといったことよりも、指導案どおり「うまくいった／うまくいかなかった」で一喜一憂することになりがちです。これが、いわゆる「目標達

成の呪縛」ですね。いきおい、公開に先立ってリハーサルを行ったり、学習者を訓練しておいたりする授業者が現れるのも、このためです。そして、そうした研究授業の経験が、授業者個人の虚栄心や自尊心を満足させることへとつながっていることさえありうるのです。

　また、このような研究授業では、研究の目的が外側から与えられ、共同研究のかたちをとることも多く、この場合、授業者はメンバーの代表として授業を行うことになります。そのため、研究授業の経験者のなかには「自分の授業であって自分の授業でないような感覚」を味わったことのある人も少なくないと思います。たとえば、私が普段いる藤沢市教育文化センターでお世話になった元センター長の富岡英道は、自分がかつて中学校教員として視聴覚教育に関する共同研究に携わった経験を次のように振り返っています。

　「研究を通して自分が何を得たのだろうかという疑問が未だに抜けきれない。今、自分が教師として成長してきた過程を振り返ろうとしているのだが、どこに位置づけて良いのかわからないと言ってもいいかもしれない。学校に対して資料を提供し貢献はしているはずである。しかし、教師である私にどんな意味があったのかと問われたときに、決定的に何かが欠けているように思えてしかたがない。研究が終わったあと、しばらくは視聴覚機器を積極的に活用したり研究で得たことをなんとか活用しようとしていたが、そのような授業に必然性を感じなかったのだろうか、私はいつの間にか以前の授業に戻っていってしまった。」[*5]

　こうしたことが、なぜ授業者に経験されるのか。このことを考えるうえで、藤沢市教育文化センターの前身である教育文化研究所時代に、教育工学の研究を推進した植田稔が述べた次のことばはきわめて示唆的だと思います。

　「教育工学の研究が、研究の協業化を主張すればするほど、妥協の産物として無人格な授業プランとなり、授業観（思想）無き授業に陥る現実を克服できなかった。」[*6]

　先に見た富岡の経験は、28年前を振り返って述べられたものです。そして、次に見た植田のことばは、35年前のものです。果たして学校教育にかかわる私たちは、先達の知見に何かを学んでいるといえるのでしょうか。今日においてもなお、ここで確認したような研究授業はいたるところで繰り返されています。

これまで「授業者への寄与」と考えられてきたもの

　次に図のなかの「b. 授業者への寄与」に示してあるのは、授業者に対して参加者が行う「授業評価」や「指導・助言」の関係です。

　ここでは「他者からの指摘による授業改善の手がかり」を得ることが、授業者への寄与として想定されていますから、参加者は「よい／わるい」といった観点で授業を見ることになりがちです。しかし、この場合の「よい／わるい」といった判断というのは、いうまでもなく、参加者個々の「自分なりの授業観・経験則・定石・パターン・好み」からなされるわけですから、いわゆる既存の「客観的評価尺度」を用いたとしても、採点は同様に参加者個々の判断にゆだねられることになります。

　また、参加者がしばしば行う「こういう時はこうすべきだ」「もっとこうすればこうなったはずだ」「○○と□□はよかったが、△△のところはちょっと…」といった発言の多くが参観中に自分のなかに生じた「違和感・不全感」から発せられていることも否めません。

　もちろん、そうした「違和感・不全感」が生じるのは、参加者個々に「自分なりの授業観・経験則・定石・パターン・好み」があるからで、そのこと自体は一人ひとりが教える人として、自分なりの「ねがい」をもって、日々、目の前の学習者との個別具体的なかかわりを生きている実践者であることを考えれば、むしろ当然なことだといえるでしょう。けれども、自分のなかに生じた「違和感・不全感」が、さらに「自分の納得がほしい（自己満足）」という欲求へとつながり、先のような発言へと至っていることも少なくありません。

　まして発言者に、その教科・領域に精通しているとか、教員経験の長さであるとか、何らかの権威が参加者同士の間で認められている場合には、その見識に学ぶことが可能となる反面、特定の個人の発言へと価値誘導が起こることさえありえます。その結果、授業の価値自体が個人の発言によって決定づけられてしまう恐れもあるのです。

　とはいえ、ここで確認した「b. 授業者への寄与」のかたちは、ある意味、「自分の授業の評価を知りたい」「ノウハウを教えてほしい」といった授業者（特に教員経験年数の短い教員）のニードを満たすことにはつながっているのかもしれません。

　しかし、その一方で、多くの授業者が経験するのが「反省」にほかなりません。授業参観中に参加者に生じた「違和感・不全感」、さらに「自分の納得がほしい（自己満足）」といった欲求から発せられることばは、しばしば価値の

押しつけとして、あるいは批判的・否定的なトーンとなって授業者に響くものです。たとえば、授業リフレクションをとおして私が以前かかわった本間一弘先生は、自分が過去に小学校教員として行った研究授業の経験を振り返って、次のように述べています。

「これまでに私が経験した研究授業では、参観者が自分の教育論や一般的な教育用語を使い、私に授業の反省を促し、誰にでも使える授業のハウ・ツーをさもそれが私の授業にふさわしいかのように語る。私は私で自分の授業を素直に語るのは、自分の本心を人前にさらけ出すようで抵抗を感じたり『あの時はこうすればよかった』とひたすら反省したりするばかりであった。」[*7]

他者からの指摘による「反省」の結果、前向きに授業改善に取り組むことができるようになればよいのでしょうが、現実はその逆で、多くの場合「反省」は後悔へとつながっています。ところが、「あの時はこうすればよかった」といくら後悔しても、その瞬間に戻って授業をやり直すことは誰にもできません。そのため、こうした後ろ向きの「反省」やそれを強いられた経験は、「落ち込み・トラウマ」となって、やる気や自信の喪失へとつながったり、人に授業を見せることを忌避する原因となってしまったりすることも少なくありません。

それを考えれば、授業者が授業のなかで起きていたことから離れて「防衛・弁解・責任転嫁」へと走ったり、「事前の意図の説明」を繰り返すことで、その場をやり過ごそうとするのも仕方のないことのように思えてきます。また、ある意味、そうした対処法とは、自分が過去に研究授業を行った経験、あるいは身近な者の研究授業に参加した経験によって学ばれている可能性も高いと思います。それが「b. 授業者への寄与」の内実なのだとしたら、これほど皮肉なことはありませんね。

さらに、教員経験年数の短い授業者にありがちな「自分の授業の評価を知りたい」「ノウハウを教えてほしい」といったニードを満たし続けることが、実践家としての自律・成長を遅らせることになりかねないことも危惧されます。そもそも、自分の授業をよりよいものにしていくための手がかりは、自分自身の授業のなかにあるはずです。にもかかわらず、いつまでも答えを授業の外へ外へと探し求めてばかりいて、自分の授業の意味や価値までも他者の判断にゆだねてしまうようでは、およそ実践家とは呼べないからです。

既存の授業研究 vs. 授業リフレクション

いかがでしょう。私たちの授業リフレクションが生まれた土壌についてご理解いただけたでしょうか。これまでお話ししてきた、図のなかの「a. 参加者への寄与」と「b. 授業者への寄与」の２つが同時に重なり合うかたちで行われてきたのがいわゆる研究授業、すなわち、学校現場に伝統的に根ざしてきた授業研究なのです。

私たちが行っている授業リフレクションが、こうした授業研究のやり方に対する反省から生まれたもであることは、第１章-1 でも触れましたが、これまでのお話で、既存の授業研究の何が問題であったのか、よりいっそう理解を深めていただけたのではないでしょうか。つまり、既存の授業研究のかたちでは、確かに参加者にはある一定の寄与は認められるものの、授業者への寄与という点では、かなり疑わしいところがあるということなのです。

また、b で検討した「授業評価」は、さまざまな問題を抱えつつも繰り返されてきたこれまでの授業研究という文脈とは切り離されたかたちで、昨今、ますますその必要性が強調されてきている部分でもあります。

このことは、看護教育の世界でも決して他人事ではありませんね。自己点検・自己評価、あるいは FD（faculty development：大学の教育内容・教育方法の改善）という文脈のなかで、実際に b のようなかたちで「授業評価」を行っている専門学校や大学も、最近は目にするようになってきました。しかし、授業者への寄与が少ない（ほとんどない）ところでは、学生への寄与も期待できません。別の言い方をすれば、教える人としての自分自身の変化や成長のないところで、学生に変化や成長を期待するのは手前勝手なことだということです。つまり、これも相互性の関係ですね。

では、私たちの授業リフレクションは、既存の授業研究とどのように異なっているのか。本書のおさらいの意味も兼ねて、図１を使ってもう少しお話ししておくことにしましょう。

私たちの考える「授業者への寄与」

図のなかの「c. 授業者への寄与」は、授業者と参加者、一対多の関係において行われる授業リフレクションを示したものです。第２章で紹介した「集団による授業リフレクション」を思い起こしてもらえればイメージしやすいと思います。

ここでは、授業者による「授業の再構成」を参加者が「支援」するかたちで、授業者への寄与が想定されていて、参加者は授業者に経験された授業を「知りたい・わかりたい」という意志（関わることへの意志[*8]）をもって授業者にかかわることになります。

　つまり、授業リフレクションが通常、授業者とプロンプターの一対一関係を最小の単位として成り立っているのに対して、ここでは参加者全員が授業者の「プロンプト：聞き役・語りの促進」を行い、授業者が「自分のことばで自分の授業を語る」ことをとおして「自分に経験された授業の確かめ」が可能となるよう支援するのです。したがって、参加者には、授業のなかで起きていたことから離れることなく、授業者に経験されていた授業を大切に扱っていくために、「授業者の『ねがい』を了解する」「授業の系のなかに共にいる」ということが求められることになります。また、参加者は「各自に経験された授業の事実」を、授業者による「授業の再構成のための手がかり」として提供していくことも大切です。

　このような集団で行う授業リフレクションの場においては、授業者も「授業のなかで自分に見えていたこと・考えていたこと・感じたこと…」などを素朴にあるがままに自分のことばで語ろうとすることが大切です。過去に研究授業の苦い経験をもつ授業者のなかには、「自分のことばで自分の授業を語る」ことに抵抗を感じて、授業のなかで起きていたことへの言及を避けて反省や弁解、責任転嫁を繰り返すことで自分を守ろうとする人もいるかもしれません。この意味で、授業者には「起きていたことを振り返って確かめる」という授業リフレクションの大切さが充分に理解されている必要があるといえるでしょう。

　たとえば、先に紹介した本間先生は、カード構造化法による授業リフレクションの経験を次のように述べています。

　「今回のカード構造化法による授業リフレクションでは『子ども同士の関わり』の大切さにこだわっている自分や、自ら課題を見つけて取り組んでほしいと子ども達に願いながらも、具体的な手だてを打とうとしていなかった自分というような、それまで意識することもなかった自分自身の姿が明らかになった。これらのことは、あくまでもカードに書き落とした『自分のことば』から導き出されたものであり、他人の指摘によって、気づかされたことではない。何よりもまず授業者の私自身が自分の授業にしっかりと向き合うことが大事なのであり、そのためには自分のことばできちんと自分の授業を語ることが大切なのだ。」[*9]

これは授業者とプロンプターの一対一関係による授業リフレクションの経験を述べたものではありますが、「自分のことばできちんと自分の授業を語ること」の大切さは、一対多の関係における授業リフレクションにおいても同様です。「授業の再構成」は、あくまでも「自分に経験された授業の確かめ」なのですし、他者から強いられて行うものではありません。したがって、授業者には、自分の授業のなかで起きていたことは自分できちんと確かめようとする意志が求められるともいえるでしょう。自分の「授業の再構成」は、「自分自身の実感を伴った授業改善の手がかり」をもたらしてくれるだけではなく、自分自身の「教師としての成長」にもつながっているのです。

私たちの考える「授業者と参加者への寄与」

　最後の「d. 授業者と参加者への寄与」のところは、「仲間と共に授業から学ぶ」授業者と参加者の関係を示したものです。ここでは、「差異化とリフレクション」を原理とした「気づきによる学び」が、授業者と参加者への寄与として想定されています。

　差異化とは、授業者と参加者それぞれが、各自に経験された授業の交流をとおして、互いの違い、すなわち「ズレ」をはっきりさせるということです。たとえば、「A先生は授業をこんなふうに見るんだ…」「B先生は学生をこんなふうに見るんだ…」「それは自分にはこんなふうに感じられるんだ…」というように、A先生やB先生と自分との間に生じた見取りや感じ方の「ズレ」は、自分が授業のなかで何を見て、それをどのように感じていたのかを振り返るきっかけにもなるものです。つまり、ここでの「ズレ」は、困ったことや埋めなければいけないものとしてとらえられているのではなく、授業者・参加者各自にとってのリフレクションのきっかけになっているのです。

　このように、「互いのズレを手がかりに各自が自分にリフレクトする」、それがここでいう「差異化とリフレクション」です。それは、互いの気づきに信頼した協同学習の原理だともいえるでしょう。授業者・参加者の別なく、その場に参画するすべての人が、授業のなかでの互いの経験を充分に尊重し、そこでの経験を振り返り、自分自身で意味づけ、自分自身の気づきから学ぶということに最大の価値をおくことによって可能となる学びのかたちなのです。

　こうした「差異化とリフレクション」の経験をとおして、授業者や参加者は「自分自身の授業を見る見方」や「学生を見る見方」を「自覚化」していくことになります。それが、各自に経験される「気づきによる学び」です。

　もちろん、「気づきによる学び」には、自分の実践にかかわる具体的な手が

かりであったり、新たな課題の発見や実践の方向の明確化であったりと、さまざまなものがあるでしょう。しかし、とりわけ「自分自身の授業を見る見方」や「学生を見る見方」といった自分自身のもつさまざまな枠組みの「自覚化」は、大人の学び[*10]、すなわち、教える人の学びにとってきわめて重要であるといえるでしょう。それは、すでに形づくられた自己の前提や価値観を問い直し、自己の枠組みを変容させていくきっかけとなるものであり、「教師として、人間としての成長」へとつながっているからにほかならないからです。

　自分自身のもつさまざまな枠組みは、リフレクションの場におけるプロンプターとの一対一の対話や、ここで見た「差異化とリフレクション」のように、互いに比べてみることによって、よりはっきりとさせることができます。この意味で、「仲間と共に授業から学ぶ」ということは、"仲間と共に成長する"ということを同時に意味しているのだといえるでしょう。

4 授業研究と教える人の成長を結ぶ

　ここまで図1を使ってお話ししてきましたが、既存の授業研究の何が問題で、そうした土壌のなかから生まれた私たちの授業リフレクションが、これまでの授業研究とどのように異なっているのか理解を深めていただけたでしょうか。

　既存の授業研究に対して、図のなかの「c. 授業者への寄与」のところで見た「授業の再構成」が、私たちの長年取り組んできた授業リフレクションでしたね。もともと、私たちの授業リフレクションは、授業者とプロンプターの一対一関係を最小の単位として生まれたものですが、それを一対多関係の場へと拡張したものが、集団による授業リフレクションです。また、最後に見た「d. 授業者と参加者への寄与」のところは、「差異化とリフレクション」を原理とした「気づきによる学び」を指向する協同学習のかたちでした。

　ですから、これまでお話ししてきた「c. 授業者への寄与」が可能となる状態では、同時に「d. 授業者と参加者への寄与」が可能になっているのだともいえます。つまり、これからの学校現場において、授業研究と教える人の成長を結び、一人ひとりの教える人が、実践家として手を携えて「仲間と共に授業から学ぶ」ということを実現しようとするならば、"cを目指して、同時にdを可能とする"ことこそが肝要だということなのです。

　このように、私たちの授業リフレクションは、既存の授業研究に対しての問題提起を含んでいます。それが、授業リフレクションが単なる授業研究方法ではなく、「教育実践臨床研究の方法」であるゆえんだといってもよいでしょう。

4-2 「研究」に対しての固定観念を乗り越えよう！
ティーチャー・アズ・リサーチャーという考え方

◻ 「研究」にもさまざまなものがある

　授業リフレクションを経験した皆さんが、学会という「学び合い」の場に臨もうとすると、抄録の査読の段階で、どんな目に遭う可能性があるのかについては、前項でも少しお話ししました。査読者のなかには、授業研究や授業リフレクションについて、まだまだ理解が充分でない方も少なくありませんから、どうしても、「研究」というものに対して自分のもっている固定観念からコメントしがちです。

　看護研究は、大半が自然科学の枠組み（実証主義）に則って行われているので、それに慣れ親しんだ人にとっては無理もないことなのでしょうが、ひとくちに「研究」といっても、さまざまなものがあります。

　たとえば、人文系の研究は、およそ研究とは思えないような表現形式をとっているように見えるかもしれませんが、人類の英知として歴史に残る研究もたくさんあります。また、看護研究においても、看護師である自分が経験した感覚を大切にして、その感覚をていねいに考察していくことで知見を得てくるような現象学的アプローチも立派な研究に違いありません。

　社会学や人類学の分野で積極的に取り組まれているフィールドワークやエスノメソドロジーも、ひょっとすると、いわゆる既存の看護研究の狭い枠組みからすると研究とは見なされないのかもしれませんが、現場で起きていることをみずみずしくとらえ、そこから知見を得てくるという意味で優れた研究手法だと思います。

　また、前項でお話ししたようなことを耳にすると、なかには、授業研究が教える人の成長と結びついたものならば、それは「研究」ではなくて、むしろ「研修」なのではないかと思われる方もいらっしゃるかもしれません。しかし、研究を生業とする研究者とは違って、実践者にとっての授業研究は、教える人としての自分自身の成長を図っているという意味では確かに「研修」にあたるのかもしれませんが、「学ぶこと」や「教えること」についての知見を得ているという意味では「研究」にほかなりません。つまり、実践者にとっては元来

「研修」と「研究」の間の仕切り自体が存在しないということなのです。

どうでしょう。ざっと思い浮かべてみただけでも、さまざまな「研究」のかたちがありますね。

「研究」に対してのよくありがちな固定観念

いずれにせよ、私たちは研究をとおして、より豊かになって、よりよく生きたり、よりよい実践を生み出したりしていくことができればよいわけですから、あまり狭い研究の枠組みに固執するのも瑣末なことのように思ってしまいます。

もちろん、査読者のなかには、授業研究や授業リフレクションについて充分な理解があり、抄録にしっかりと目をとおして、厳しくも、ありがたいコメントをくださる方もいます。しかし、その一方で、研究に対しての自分の固定観念が、授業研究や授業リフレクションに対する理解と受容の妨げになっている人も見受けられます。

そこで以下では、よくありがちな固定観念を、査読者のコメントを例に具体的に見ておくことにしましょう。とりわけ、ここからは、今後査読を引き受けることになりそうな人は必読です！

「1人による1回の授業リフレクションが研究なのか」

これは量的な研究に慣れ親しんだ人がする典型的なコメントかもしれません。授業研究やその方法である授業リフレクションの理解以前の問題として、このような人は、質的研究にあまり価値をおいていないのかもしれません。

質的研究が、1人の対象者による1事例のみの研究であっても充分に成立するように、授業研究、とりわけ授業リフレクションは、授業者が自分自身の行った授業を対象に行うのが前提です。

量的な研究の立場では、数にものをいわせて、知見の一般化を目指しますが、そもそも、ここで研究の対象となる「授業」という営みは、授業者と学習者のかかわりによって絶えず複雑に変化する相互性の場ですから（第1章参照）、個別具体的な授業のなかから得られた知見は、他の授業への一般化には馴染みません。むしろ、たった1つの授業であっても、その研究をとおして授業者自身が得た気づきや発見、すなわち「学ぶこと」や「教えること」についての知見こそに価値があるのです。

「研究の信頼性・妥当性はどうなのか」

　自然科学の枠組みでいうところの「信頼性」とは、誰が何度やっても同じ結果が出せるという意味です。

　すでにお話ししたように「授業」は相互性の場ですし、一回性の場（これも第1章を参照してください）ですから、同じ授業は二度と起こりませんし、授業リフレクションの方法は共通にできても、そこで得られる知見は授業によっても授業者によっても異なるのは当然です。

　多くの人が授業リフレクションの一定の手続きに則って、さまざまな気づきや発見を経験しているという点では、「研究方法」としての信頼性については疑いを差し挟む余地はありませんが、「同じ結果」が得られるという意味での信頼性は議論の対象ではありません。

　また、自然科学でいう「妥当性」とは、結果が確かにそのとおりであるとみんなから納得が得られるという意味です。

　しかし、授業研究において、ここでいう「みんな」とは、実践に縁のない人たちまでを含めて考える必要はありません。授業者が得た「学ぶこと」や「教えること」についての知見を、授業者と「ねがい」や「目的」を共有する実践者同士の間で分かち合うことが可能であり、納得できたり、共感できたり、互いに学び合うことができるのであれば、妥当性は充分に満たしていることになるのです。

　とはいえ、実践をとおして授業者が得た知見が問題提起を含む場合には、実践者同士の間で納得が得られないこともあるかもしれません。そうであったとしても、実践者同士の間に大きな波紋を広げるものであるとすれば、知見の「新規性」は妥当性に勝ることを知っておくことも大事でしょう。新しい発見は、いつの世も同時代の人々にはなかなか理解されないものですからね。

「研究方法をもっと明確に示したほうがよいのではないか」

　授業リフレクションの研究方法としての信頼性については、お話ししたとおりです。まだまだ授業リフレクションが知られていないこともあるので、仕方のないことかもしれませんが、とりわけ、抄録などは字数が限られているので、たとえば、「半構成的面接法」「質問紙調査法」などと同じように、研究方法の欄に「カード構造化法による授業リフレクション」と記載するだけで事足りるようになったとしたら、とても素敵だと思います。この意味でも、本書を読み返して勉強していただけたらうれしいです。

➡ 「リサーチクエスチョンが示されていないのではないか」

　仮説検証型の研究は、授業者と学習者による相互性・一回性を特徴とする授業の研究の場には馴染みません。そもそも、仮説を検証しようにも、何らかの仮説に基づいた方法を適用するクラスとしないクラスを用意して、効果の有無を測定し、比較検証するというのは、倫理的にもやってはいけないことです。

　このような仮説検証型の研究でなくても、研究である以上は、明確なかたちでリサーチクエスチョンが示されていることが求められます。

　ところが、授業研究は必ずしもそのようなリサーチクエスチョンを必要としていません。授業研究を行った結果として、リサーチクエスチョンが生まれることもしばしばですし、特に授業リフレクションは、授業のなかで起きていることを振り返って確かめるための「方法」であると同時に、そうした営み自体が「目的」でもあるからです。

➡ 「授業リフレクションの場に同席することで研究対象者に強制力が働くのではないか」

　確かに自然科学の枠組みでは、研究対象となる事象や人物に対して、研究者が影響を与えてしまうのは御法度なのかもしれません。

　しかし、参与観察やアクション・リサーチといった研究方法では、すでによく知られているように、研究者がむしろ積極的に研究対象者にかかわっていきます。この点については、授業研究もまったく同じです。

　通常、授業研究は、指導案の検討に始まり、実際の授業の実施、授業後の検討という一連の過程を踏むものですが、授業者だけでなく、その過程に複数の教員が共同研究者として参画したり、指導助言者（教育委員会の指導主事や大学研究者）がかかわったりすることも決して珍しいことではありません。

　また、臨床的教師教育の立場から、私たちが支援する教育実践臨床研究では、授業デザインの段階で、授業者の「ねがい」を共有するように努めていますし、授業の場に立ち合う際は、授業を外側からクールに客観的に観察するような見方をするのではなく、授業者や学習者と共に授業の系のなかにいて、そこで起きていることを共に味わうように心がけています。

　さらに、授業リフレクションの場で、授業者の語りの促進者・聞き手として、プロンプター役を引き受ける際には、授業者に経験された授業のことを「もっと知りたい・わかりたい」という気持ちでかかわっていきます。

　このことは、授業リフレクションの場に、授業を参観した複数の仲間が同席

する場合も同じです。みんなで授業者のリフレクションを支援していくのですし、同時にそこで明らかとなってくる互いに経験された授業の違いは、各自が自分自身の授業を振り返るきっかけともなるものです（第2章-4参照）。

授業の場が、授業者と学習者の相互性の関係によって成り立っているように、授業リフレクションの場も、授業者とプロンプター、その場に同席する仲間との相互性の関係によって成り立っています。そこに強制力が働くか否かといった議論を持ち込むのは、そもそも見当違いであるといってもよいでしょう。

➡︎ 「教師の変化・成長を確かめるのが研究といえるのか」

教育実践臨床研究の主人公は、あくまでも教える人その人自身（実践者）です。つまり、ここでの「教える人」というのは、「実践者」であると同時に、自分の実践した授業を研究する「研究者」でもあるのです。

第3章-2でお話ししたように、私たちの教育実践臨床研究は、その人自身が気づきを得て「変化・成長」していくことに価値をおいています。

ですから、「研究者」としての自分自身が、「実践者」としての自分自身の「変化・成長」を確かめるということも、それが教える人としての自分自身の自信となって、今後の教育実践につながっていくという意味では、充分に研究として成り立つわけです。

ティーチャー・アズ・リサーチャーという考え方

本項では、学会という「学び合い」の場に臨もうとしたときに、査読者のコメントのなかに見られる、よくありがちな「研究」に対しての固定観念を見てきました。話のついでというわけではありませんが、今お話ししたような、教える人が「実践者」であり、かつ「研究者」であるという考え方を、ティーチャー・アズ・リサーチャー（teacher as researcher）と呼んでいます。

すなわち、自分の実践した授業の研究をとおして、自分の実践をよりよいものにしていくうえでの知見を、自分の実践のなかから得ていくとともに、人間的にも、教える人としても成長していこうとするのが、ティーチャー・アズ・リサーチャーなのです。

このような考え方を現実化しているのが、教育実践臨床研究であるといっても決して過言ではありません。実は、臨床的教師教育は、教育実践臨床研究を支援することをとおして、1人でも多くの教える人が、ティーチャー・アズ・リサーチャーとして成長していけることを日々願っているのです[*11]。

COLUMN
教育実践臨床研究における研究知見とは

　学校現場の先生方による「教育実践臨床研究」を共に構想し、共にそれを推進・支援してきた故藤岡完治と私は、今から24年前、藤沢市教育文化センターで小・中学校の先生方による研究や研修に共にかかわるなかで出会い、それからというもの、折々に互いの実践と哲学をぶつけ合い、厳しく切磋琢磨してきた同志であり、友人でした。ですから、たまに勘違いされることがあるのですが、藤岡と私は師弟関係にあるのではありません。

　思い起こせば、「因果性」から「相互性」へという関係論の徹底を繰り返し藤岡に迫ったのは私でしたし、藤沢市教育文化センターで私たちが現場の先生方と長年模索してきた新しい授業研究のアプローチに「教育実践臨床研究」という名称を与えてくれたのは藤岡でした。ちなみに、私が看護教育にかかわるようになったきっかけをつくったのも藤岡です。

　ところで、藤岡の主著『関わることへの意志』[*12]で提案された「臨床的教育学」の内実をかたちづくるのが、「教育実践臨床研究」とそれを支援する「臨床的教師教育」なのですが、そのアウトラインをようやく描き出して「さあ、これから！」というときに、藤岡は戦列から一抜けしてしまいました。本音を言わせてもらえれば、「まったく、も～！」というのが正直なところなのですが、せっかくですので、以下に藤岡が教育実践臨床研究の知見について述べた文章[*13]を紹介したいと思います。なお、私の知る限りこれが藤岡の絶筆となります。

　　これまでの現職教員の研修あるいは大学院教育では、いわゆる教育学研究、教育心理学研究、教育社会学研究等の「記述」と「一般化」の方法による訓練が行われ、その結果としていかにアカデミックなスタイルで論文をまとめることができるかが現職教員の研究能力の証左とされてきた。しかし、その修了者の多くは再び教育実践のフィールドに戻るのであり、いわゆる学術的な方法によって得られた研究知見が自らの教育実践の改善にそのまま還元されることは希である。

　　こうした従来の教師教育のあり方に対して教育実践臨床研究は、教師が自らのことばで自らの教育実践を対象化し、そこから教育実践にかかわる知見（臨床の知）を引き出すことを重視する。

　　教育実践は一定の文脈における実践であり、心理的、社会的、歴史的、文化的など、様々な側面を併せ持つ複雑な場である。その場に身をおく教育実践家にとって、学術的な方法によって得られた研究知見が、その学問体系の内部においては合理的なものであっても、教育実践の場においては必ずしも合理的であるとは限らない。実践家にとって必要なのは「実践の合理性」であって「理論的合理性」ではないのである。したがって、教育実践臨床研究における研究知見は、ねがいを共有する実践家の間で「了解」という意味でコミュニカブルであることが重視され、必ずしも従来のように「一般性・普遍性」が求められるわけではないのである。

4-3 授業研究の新しいパラダイム
教育実践臨床研究のモデル

授業研究がわからない人・わかりたくない人?!

　前項では、授業研究や授業リフレクションの理解の妨げとなる、よくありがちな「研究」に対しての固定観念を取り上げました。

　ところが、最近行われた某学会でも、看護学校の先生や臨床の看護師さんを中心に授業リフレクションの取り組みが数多く発表されたのは、とても喜ばしいことでしたが、あるセッションで座長をされた先生の次のような発言には、思わずため息が出てしまいました。

　「学生の評価がどこにも出てこない、教員の独り善がりに感じる」「主観的なことばばかりが並んでいて、客観性がどうなっているのか疑問」「発表者は本当にこれを研究だと思っているのか」「ここは学術集会の場である。研究とは、客観性のあることばで、一般化を目指すものではないのか」等々…。

　この種の発言は、量的研究の立場から質的研究に対してなされる批判として、そう珍しいものではありません。また、この先生がおもちのような研究に対しての「強固な信念」も、ご自身が研究に勤しむうえでの大事なこととして理解することは可能です。しかし残念なことに、授業研究についての理解が充分に伴わないために、こうした発言へとつながってしまうのでしょう。

　とはいえ、あちこちのセッションをのぞいてみても、このような授業研究についての理解の程度は、質的研究に取り組まれている先生方の間でも五十歩百歩のようです。授業研究をわかりたくない人はともかくとして、まだよくわからない人、そしてもっとわかりたい人には、前項だけでなく、ぜひ本書を第1章から通しで読んでいただけたらと思います。

　ただ、そうは言っても、授業研究や授業リフレクションについての理解を困難にしている状況には、もう少し込み入った事情もあるようです。そこで本項では、既存の「研究」と、私たちの「教育実践臨床研究」の何がどのように違っているのかを、よりはっきりとさせておきたいと思います。

授業研究のパラダイムの違い

　授業研究や授業リフレクションについての理解を困難にしている前提には、教える人（実践者）にとっての「研究」をどのように考えるかという問題以前に、「授業」という営みについてのとらえ方の違いがあげられます。

　このことは、授業を「因果性」で説明する立場と、授業を「相互性」の場として引き受ける立場の違いとして、第1章で詳しくお話ししましたが、簡単におさらいしておきましょう。

　授業を「因果性」で説明する立場の人たちは、学習者に対する知識・技術のインプット（原因）とアウトプット（結果）の因果関係で授業を考えますから、このような人たちが行う授業研究は、「誰が行っても一定以上の良い結果を出せる授業のハウツー」を明らかにすることに関心があります。ですから、「客観性」や「一般化」といった、既存の「研究」の枠組みにもよく馴染むわけです。

　ところが、授業を「相互性」の場として引き受ける立場では、授業は、しばしば「生き物」に喩えられるように、授業者と学習者のかかわりによって絶えず複雑に変化する臨床の場ですし、今、ここで、一人ひとりに経験されるかけがえのない瞬間という意味では、一回性の場にほかなりません。また、授業者に一人ひとり個別性があるように、学習者にも一人ひとり個別性があるわけですから、「誰が行っても一定以上の良い結果を出せる授業のハウツー」などといった万能薬はありえないことになります。つまり、私たちが行っている授業研究が、「客観性」や「一般化」を尊ぶ既存の「研究」の枠組みと馴染みにくいのは、このような理由からでもあるのです。

　こうした「授業」という営みについてのとらえ方の違いは、授業研究のパラダイムの違いとなるものです。

　パラダイム（paradigm）というのは、今日、広い意味では思考の準拠枠や枠組みのことですが、科学哲学者のトーマス・クーンが、科学の発展過程を説明するために、研究者の間で共有されている特定の信念や価値、研究手法などの総体を表すものとして使ったのが始まりです[*14]。

　たとえば、天動説から地動説への転換では、天動説を信じて疑うことのなかった当時の人々と、地動説をあたり前のこととして受け入れている現代の私たちとでは、世界の認識の仕方自体がまったく異なってしまっています。

　ですから、パラダイムの違いということで考えれば、授業を「因果性」で説明する授業研究のパラダイムと、授業を「相互性」の場として引き受ける授業

研究のパラダイムでは、「授業」や「教員」「指導者」などといった同じことばを使っていても、意味することはまったく異なってしまっている可能性があるということなのです。

以下では、こうした授業研究のパラダイムの違いを、もう少し詳しく見ておくことにしましょう。

授業を因果性で説明する授業研究のパラダイム

図2は、「授業を因果性で説明する授業研究のパラダイム」を表したものです。ここには、既存の「研究」モデルに則って行われる授業研究の過程を示してあります。いわゆる「目的」「方法」の決定（研究デザイン）に始まり、「授業」の実施、「結果」の抽出・分析、「考察」を経て、「発表・論文など」による「out put」といった、お馴染みの手続きが、それです。

また、図2には、研究指導を受ける「教師」と「教育研究者」との関係も同時に示してあります。「教師」と「教育研究者」が、授業研究の過程をとおして「不変」であり、一貫して「授業の系の外にいる」のは、研究対象となった授業や学習者に影響を与えることなく、研究の客観性を保つことができると考えられているからです。そして、このような形で行われた研究の「out put」とは、常に「アカデミズムへの寄与」が求められるものですし、「研究業績」としてカウントされるものでもあるのです。

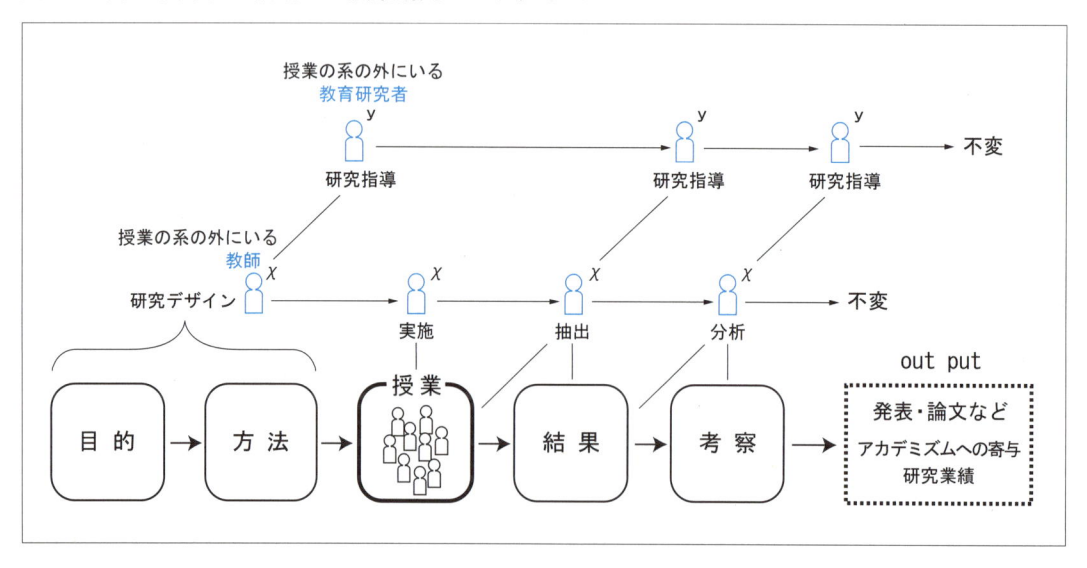

図2：授業を因果性で説明する授業研究のパラダイム

授業を相互性の場として引き受ける授業研究のパラダイム

　一方、図3は、「授業を相互性の場として引き受ける授業研究のパラダイム」を表したものです。ここでは、図2のような既存の「研究」モデルに則って行われる授業研究に対して、私たちの授業研究、すなわち「教育実践臨床研究」のモデルを示してあります。

　2つのモデルを比べてみれば、その違いは歴然でしょう。たとえば、図2の授業研究が「研究デザイン」から始まっているのとは異なって、図3の教育実践臨床研究の出発点にあるのは「授業デザイン」です。

　「教育実践臨床研究の研究者としての教師」にとって、授業は研究のためにあるのではありません。ですから、授業に臨むにあたって大切になるのが「授業デザイン」ですし、自分の「実現したい授業の方向の明確化」なのです（第3章-3参照）。

図3：授業を相互性の場として引き受ける授業研究のパラダイム

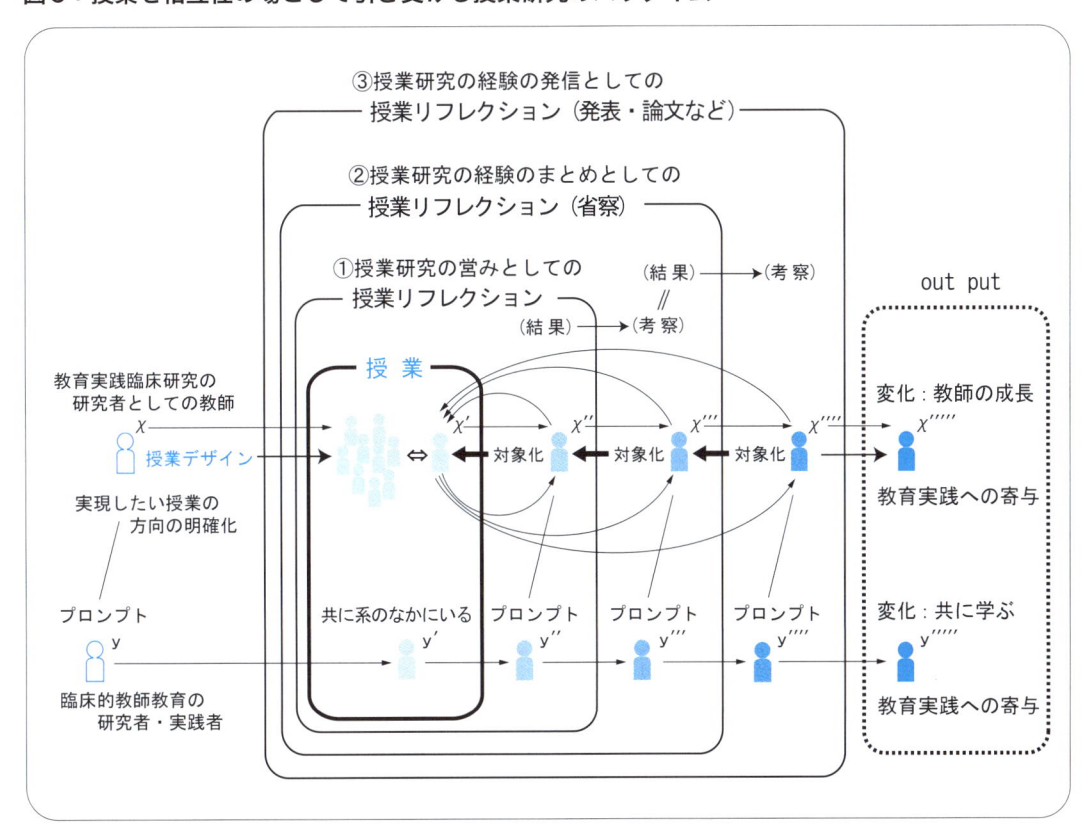

授業研究の新しいパラダイム　117

また、図2では、教師が一貫して「授業の系の外にいる」ので、「授業」のところには学習者しかいませんが、図3では、学習者と一緒に教師も「授業」のなかにいます。ここは「授業を相互性の場として引き受けるパラダイム」なのですから、当然といえば当然ですが、学習者と教師が互いに影響し合いながら、絶えず複雑に変化していくのが「授業」という営みにほかならないのです。

　さて、こうして行われた授業を研究するためには、授業を「対象化」することが必要になります。ところが、「教育実践臨床研究の研究者としての教師」というのは、看護教員や実習指導者の皆さんのように、授業の「実践者」でもあるわけですから、学生と一緒に行った授業を自分で「対象化」するというのは容易なことではありません。そこで、この困難な自分の授業の「対象化」を支援する授業研究方法が、ほかでもない授業リフレクションなのです。

　ところで、ずいぶん以前のことですが、こうした「教育実践臨床研究」のモデルをつくることになったきっかけには、看護教員のDさんとのかかわりがありました。

　Dさんは、カード構造化法による授業リフレクションを行うことで、自分が授業をしながら感じていた漠然とした違和感が、どこからきているのかを明らかにすることができました。違和感の意味が確かめられたことで、Dさんはとてもスッキリしたそうです。授業のなかで起きていることというのは、あくまでも、学習者と自分とのかかわりをとおして起きていることです。ですから、そこでの経験を振り返り、あるがままに自分のことばで語ることをとおして記述されたことばの関係を、ていねいに考察することで気づきを得ることができたDさんの取り組みは、それ自体が日常的な「①授業研究の営みとしての授業リフレクション」（図3）と呼ぶにふさわしいものなのです。

　私はDさんに、授業リフレクションをとおして感じたことや気づいたことを、整理して文章にまとめるように勧めました。Dさんのかけがえのない授業研究の経験は、まとめておくことで本人にとっての財産となるものですし、他の先生方とも分かち合ってもらえたらと考えたからでした。

　しばらくして、Dさんからまとめが届いたのですが、それにはとても驚きました。授業リフレクションをとおして確かめられた違和感の意味が、今後、自分が授業を行っていくうえでの大切な手がかりとして、しっかりと語られていたからです。実は、Dさんは、まとめをしていくなかで、カード構造化法の結果を何度も見返しただけでなく、プロンプターとの対話を繰り返し思い起こしていたそうです。また、そうすることで、違和感の意味をようやく自分なりに受け止めることができたと話してくれました。

このようなDさんの取り組みを表しているのが、図3のなかの「②授業研究の経験のまとめとしての授業リフレクション」の部分です。ここでは、自分の行った授業研究の経験が丸ごと「対象化」され、授業リフレクションをとおして得られた気づきに、さらに「省察」が加えられることで、新たな気づきが生まれています。

その後、Dさんは、このときのまとめを、より多くの人と分かち合い、学び合うために、学会発表を行いました。図3のなかの「③授業研究の経験の発信としての授業リフレクション」の部分が、これにあたります。

「発表・論文など」の準備を進めるなかでは、これまで見てきたような①や②の授業研究の経験が「対象化」されることになります。ですから、Dさんにも、これまでに得られた気づきがよりいっそう明確になったり、さらに、新たな気づきが生まれたりということが起こりました。

また、現状での「発表・論文など」は、既存の「研究」モデルに則って行われるのが常ですから、授業研究の経験をあてはめようとすると、混乱してきてしまうことも多々ありました。なぜなら、①での経験は、既存の「研究」モデルでいえば「結果」にあたり、その「考察」が②での経験にあたるのですが、③のところに移ると、今度は②での経験を「結果」と見なして「考察」しているかのようなややこしさが生じてしまうからでした。

日々の教育実践のために研究してるんだ！ということ

とはいえ、こうしたややこしさは、教師が気づきを得て「変化」し続けていく存在である以上、やむをえないことだと思います。むしろ、Dさんの経験が教えてくれるように、自分の授業の研究をとおして自分自身に起きる「変化」とは、「教師の成長」にほかならないものですし、折々に得られた気づきだけでなく、そうした「教師の成長」こそが、日々の「教育実践への寄与」へと具体的に結びつくものなのです。

図3には「教育実践臨床研究の研究者としての教師」と、「臨床的教師教育の研究者・実践者」との関係も同時に示してあります。そこには、図1のような指導―被指導の関係はありません。第2章-5でもお話ししたように、教える人同士であれば、いつでもその立場を交代してもらって構いません。

授業の系のなかに共にいて、仲間による授業研究の過程を支え続けることは、自分自身の「変化」にもつながり、「共に学ぶ」ということを可能にします。こうしたところにも、日々の「教育実践への寄与」が期待できるのです。

4-4 授業リフレクションがもたらす知見のひろがり
一人ひとりの取り組みが看護教育を変える！

◻ 得ているものはみんな違って当たり前⁈

　これまで本書では、看護教員のAさんと実習指導者のBさんの授業リフレクションの経験を紹介し、教育実践臨床研究がその人自身の「変化・成長」に価値をおいた営みであることをお話しするとともに（第3章-2）、看護教員のCさんの経験をとおして、「明日の授業を創る」ということ、すなわち授業デザインと授業リフレクションがどのように結びついているのかを紹介しました（第3章-3）。また、自分の授業の研究をとおして変化していく看護教員のDさんの姿に、「教育実践臨床研究のモデル」を見てきました（前項）。

　こうした4人の経験は、それぞれにとってかけがえのないものであることはもちろんですが、人によって授業リフレクションをとおして得ているものはさまざまです。一人ひとりの患者に個別性があるように、教える人にも一人ひとり個別性があるわけですから、看護教員、実習指導者という立場の違いからだけではなく、その人自身がおかれている状況や教える人としてのそれまでの経験などによっても、得ているものは違ってきて当然です。

　とはいえ、それぞれが得ているもの、すなわち「学ぶこと」と「教えること」についての知見を互いに交流し、分かち合うことができれば、それは教える人同士の間で共有しうる財産として蓄えていくことも可能になってきます。

　そこで本項では、授業リフレクションがもたらす知見のひろがりについて、その一端を紹介できればと思います。

◻ 知見を分かち合うために

　これまでも折に触れお話ししてきましたが、日々、教える人との具体的なかかわりをとおして、教育実践臨床研究の過程を支援しているのが臨床的教師教育です。また、そうしたかかわりのなかで、教育実践臨床研究を具体的に支援するツールや方法を準備・提供したり、新たなツールや方法を実践者と一緒に研究・開発したりしているのも臨床的教師教育です。

図4：リフレクション研究の視点

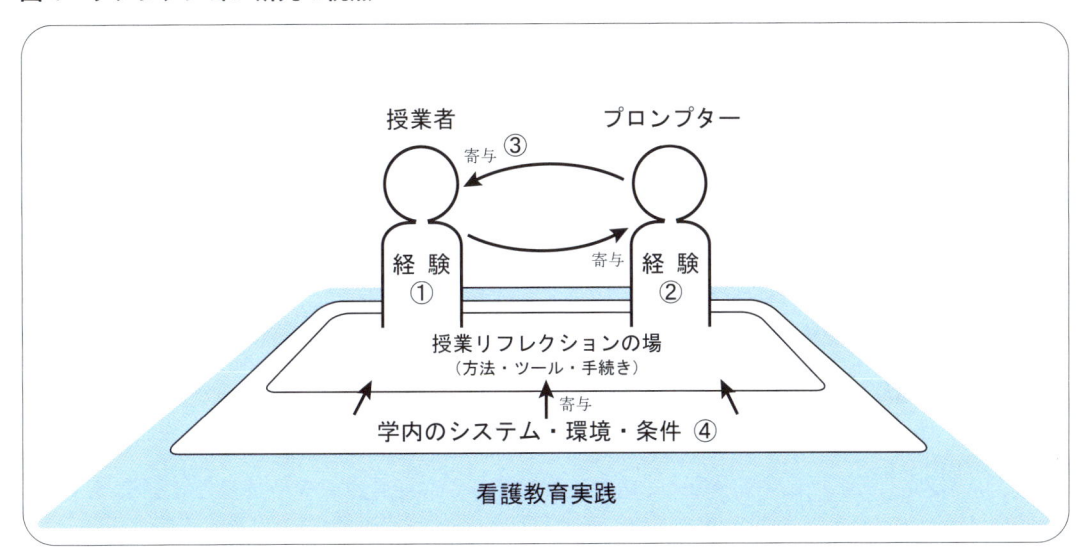

[図：授業者とプロンプターの経験①②、授業者へのプロンプターのかかわり③（寄与）、授業リフレクションの場（方法・ツール・手続き）、学内のシステム・環境・条件④（寄与）、看護教育実践]

　こうした臨床的教師教育の立場から、授業リフレクションを教育実践臨床研究の方法として持続し発展させていくために考えたのが、図4の「リフレクション研究の視点」[*15]です。

　つまり、授業リフレクションという研究方法を研究する際の視点を、①「授業者の経験」、②「プロンプターの経験」、③「授業者へのプロンプターのかかわり」、④「リフレクションの場を支えるシステム・環境・条件」の4つに整理することで、得られた知見の交流・蓄積を図っていこうというわけです。

互いの知見を重ね合わせて見えてくるもの

　さて、ここからは、私が神奈川県立看護教育大学校（現・神奈川県立保健福祉大学実践教育センター）の看護教員養成課程にかかわるようになってからずっとお世話になっている永井睦子先生と、卒業生らを中心とした仲間にも協力してもらって取り組んだ文献研究[*16]の結果から、授業リフレクションがもたらす知見にはどのようなものがあるのか見てみることにしましょう。

研究のあらまし

　一応、作法に則って研究のあらましを簡単にお話しすると、研究目的は、「過去3年間の看護教員の授業リフレクションに関する研究論文から知見を取り出すことで、看護教育における授業リフレクションの意義について考察する」

ということです。

　研究方法としては、まず対象論文を決めるために、医学中央雑誌に2005年4月から2008年3月までの3年間に掲載された論文のなかから、「リフレクション」「授業」「看護教員」のキーワードでヒットしたものを、授業リフレクションの定義（「授業研究方法の1つであり、自分の授業のなかで起きていることを振り返って確かめること」）に照らして絞り込みました。

　こうして対象となった論文から知見を抽出し、分類・整理する際に用いたのが、先ほどお話しした「リフレクション研究の視点」です。

数を数えてわかること

　このような方法で文献研究に取り組んだ結果、対象論文は24件になりました。調べてみると、論文中で授業リフレクションを実施した看護教員は延べ40名にのぼり、教員経験年数は1〜17年と広範囲にわたっていることがわかりました。また、授業リフレクションはすべての看護学領域で実施されていて、対象となった授業は、講義29件、演習3件、実習8件でした。

　これまで、授業リフレクションを行うにあたって、適切な看護学領域や教員経験年数について質問を受けることがありましたが、そのたびに「どうしてそんなことをいちいち気にするんだろう」「やってみればいいだけなのに」と思っていました。ですから、授業リフレクションは領域や経験年数にかかわらず実施可能なことを示してくれたこの数字は、「ほ〜ら、やっぱりね！」でした。

　そして、対象文献から抽出された知見は、なんと151にのぼり、それらを分類・整理した結果は表のようになりました。知見の数もさることながら、これらの抽出・分類・整理にかかった労力は、思い出しただけでもめまいがします。

知見を分類・整理してわかること

　では、表からどんなことがわかるのか、「リフレクション研究の視点」の順番に沿って見ていくことにしましょう。以下の《　》は中カテゴリー、〈　〉は小カテゴリーです。

①授業者への寄与の大きさ

　「授業者の経験」に関する知見は、すべての知見の約5割を占めていて、このことからだけでも、授業リフレクションの授業者への寄与の大きさは明らかです。なかでも、知見が多く分類された《学ぶ・教えることへの気づき》では、具体的な〈授業改善の手がかりを得る〉というのが最も多く、授業リフレク

表：授業リフレクションから得られた知見（総数 151）

研究の視点	中カテゴリー		小カテゴリー	
授業者の経験 77	学ぶ・教えることへの気づき	28	授業改善の手がかりを得る	12
			教育内容・カリキュラムの検討	6
			ねがいの明確化	6
			学ぶことと教えることについて考える	4
	自己への気づき	27	学生と授業者の"かかわり"への気づき	7
			授業中の行動や思いの自覚化	6
			漠然とした思いの明確化	5
			授業者の"思い込み"への気づき	4
			自分にできていることを確かめる	3
			看護師である私の発見	2
	授業者の変化・成長	14	リフレクション後の授業者の気持ちの変化	5
			学生の見方の変化	5
			看護教員としての成長	4
			リフレクションに対する肯定的感覚	6
			体験を意味づける機会	2
プロンプターの経験 19	信頼感・相互性	9	相互理解	3
			信頼感の深まり	2
			課題の共有	2
			高め合い	2
	プロンプター自身の気づき	7	プロンプター自身の授業の振り返り	4
			"違い"から学ぶ	3
			授業者をわかりたい	2
			学生への寄与	1
授業者へのプロンプターのかかわり 14			安心して語れるプロンプターの存在	7
			独りでは気づけないことに気づける	5
			体験を意味づける	2
リフレクションの場を支えるシステム・環境・条件 41	仲間と自由に話せる場	14	仲間と共に授業から学ぶ	9
			自由に話せる場	5
	リフレクションの方法	12	リフレクションを学び合える場にするために	10
			ツール	2
	教育の質の向上	8	教育の質の向上	7
			教員の成長	1
	授業評価との違い	7	既存の授業評価との違い	6
			授業者へのダメ出しはいらない	1

ションをとおして得られた気づきが授業者自身の日々の授業へと直接つながっているのがわかります。

また、《自己への気づき》のところにあるような〈学生と授業者の"かかわり"への気づき〉や〈授業中の行動や思いの自覚化〉などが、〈リフレクション後の授業者の気持ちの変化〉や〈学生の見方の変化〉〈看護教員としての成長〉など、《授業者の変化・成長》と分かちがたく結びついていることも想像に難くありません。

さらに、このような授業リフレクションの経験が、授業者に〈リフレクションに対する肯定的感覚〉を生み出すとともに、こうした授業リフレクションの経験自体が〈体験を意味づける機会〉として、授業者に寄与していることも明らかだといえるでしょう。

本書のなかでも授業リフレクションが、授業者の自分自身の授業の改善だけでなく、教える人としての自分自身の成長にとって、とても有益な研究方法であることは繰り返しお話ししてきたつもりですが、それはこの結果からも充分にいえることだと思います。

②仲間同士でプロンプターを行う意義

「プロンプターの経験」で多かったのは、〈相互理解〉〈信頼感の深まり〉〈課題の共有〉〈高め合い〉など、《信頼感・相互性》でした。このような互いの理解が深まることで生まれる信頼感が、学生にとっても安心して学べる環境として〈学生への寄与〉につながっていくのは言うまでもないことでしょう。

また、〈プロンプター自身の授業の振り返り〉〈"違い"から学ぶ〉など、《プロンプター自身の気づき》も得られるということは、仲間同士で互いにプロンプターとなって授業リフレクションを行うことの意義の大きさを示唆しているといえます。第2章でも詳しくお話ししたように、プロンプターは単に授業者の振り返りを支援するだけでなく、授業者に経験された授業を共有し、授業者と共に授業から学ぶ人でもあるわけですから、今後よりいっそうこの部分の知見が蓄積されるといいと思います。

③プロンプターを行う際の手がかり

「授業者へのプロンプターのかかわり」からは、〈安心して語れるプロンプターの存在〉が、〈独りでは気づけないことに気づける〉〈体験を意味づける〉ということを可能にしていることが示唆されました。

授業者に寄り添い、プロンプターの解釈を入れない・評価しない姿勢や温か

い支持的な雰囲気などは、患者に寄り添い、患者の話しに耳を傾け、支持的で温かい対応を大切にしている看護師と共通するところがとても多いと思います。

第3章-1でも少し触れましたが、今教員をしている皆さんも、元は看護師であるわけですから、同僚である授業者の経験に耳を傾け、その授業を共有し、授業者の思いや大切にしていることから、共に学んでいくということは、むしろ行いやすいことなのではないでしょうか。このような、対象から学ぶという姿勢を、教える人同士の間でも実現していくことが可能となれば、看護教育もよりいっそう豊かなものになっていくのではないかと思います。

④看護教育の質の向上

今回の研究で「リフレクションの場を支えるシステム・環境・条件」として、《仲間と自由に話せる場》であることが、とても大切だと確かめられたのは、大きな収穫の1つでした。

また、《リフレクションの方法》として〈リフレクションを学び合える場にするために〉は、多忙な日々のなかでも、仲間の授業を参観し、授業リフレクションの場に参加することで、互いの授業から学ぶ機会をもつことや、その時間を確保する努力も必要なことが示唆されました。

さらに、そうした努力を惜しまず、学校のなかに授業リフレクションを位置づけていくためには、「今までのように批判されるという感じがなかった」「評価されるというマイナスイメージはない」など、既存の《授業評価との違い》が明確になったことからも、授業リフレクションの意義を再認識することが必要だと考えられました。

そして、教える人としての成長を互いに支え合い、学校全体で授業リフレクションに取り組んでいくことは、《教育の質の向上》へと具体的に結びつくものであり、"継続的な"取り組みの重要性が示唆されたことは、今回の研究の最も大きな収穫だったと思います。

一人ひとりの取り組みが看護教育を変える！

一人ひとりが授業リフレクションをとおして得ているものは、ささやかな気づきや発見かもしれません。しかし、このように知見を重ね合わせてみると、それぞれの取り組みが、看護教育の全体とまっすぐにつながっていることがはっきりとしてきます。つまり、一人ひとりの地道な取り組みこそが、看護教育をよりよいものに創り変えていくのだといってもよいでしょう。

引用・参考文献

＊1 日本教育工学会編：教育工学事典，実教出版，2000，p.23．
＊2 稲垣忠彦：授業研究の歩み；1960-1995年，評論社，1995．
＊3 稲垣忠彦・佐藤学：授業研究入門，岩波書店，1996．
＊4 目黒悟：リフレクション研究の視点；仲間と共に授業から学ぶということ．教育実践臨床研究 仲間と共に授業から学ぶ，藤沢市教育文化センター，174，2007．
＊5 富岡英道：教師の成長を支えるこれからの授業研究．教育メディア研究 情報教育実践ガイドV；見えることからの授業の再構成，藤沢市教育文化センター，5，2001．
＊6 植田稔：地域の研究機関を中核とする教育課程の編成．授業研究REPORT No.25 授業研究の方法論の探求Ⅳ；完全習得学習理論の検証，藤沢市教育文化研究所，1，1975．
＊7 本間一弘：自分のことばで授業を語る；カード構造化法による授業リフレクション，第49回神奈川県教育研究所連盟教育研究発表大会要項，74，2002．
＊8 藤岡完治：関わることへの意志；教育の根源，国土社，2000．
＊9 前掲書＊7
＊10 パトリシア・A・クラントン著，入江直子・豊田千代子・三輪建二訳：おとなの学びを拓く；自己決定と意識変容をめざして，鳳書房，1999．
＊11 藤岡完治・目黒悟：臨床的教師教育の考え方とその方法．屋宜譜美子・目黒悟編：教える人としての私を育てる；看護教員と臨地実習指導者，医学書院，2009，p.24-42．
＊12 前掲書＊8
＊13 藤岡完治：教育実践臨床研究における研究知見；共同の場における「了解」．教育実践臨床研究 授業の中で起きていることを確かめる，藤沢市教育文化センター，130，2003．
＊14 トーマス・クーン著，中山茂訳：科学革命の構造，みすず書房，1971．
＊15 目黒悟：リフレクション研究の視点；教育実践臨床研究の方法としての授業リフレクション．教育実践臨床研究 授業者の振り返りを支援する；プロンプターのかかわり，藤沢市教育文化センター，172，2006．
＊16 永井睦子・目黒悟・萱嶋美子・宮河いづみ・齋藤理恵子・目黒会津子・小野田真弓・高坂彰・斉田まち子：看護教員の授業リフレクションに関する研究；過去3年間の研究成果から，日本看護学教育学会第18回学術集会講演集，127，2008．

第5章

授業リフレクションと実践家の成長

5-1 実践家が元気になれる世の中にするために
看護と教育の同形性

◻ 教育の場から臨床の場へ

　本書では、看護教員や実習指導者の皆さん、あるいは学校に頼まれて臨床から出かけていって講義を行う看護師の皆さんを前提に授業リフレクションについてお話ししてきました。

　第1章のはじめに触れたように、私は授業というものを講義・演習・実習にとどまらず、教育的なかかわり全般を含み込むものとして広くとらえています。ですから、この第5章では、授業リフレクションが学校だけでなく、臨床においても利用可能な研究方法になることをお話ししておきたいと思います。

　実際、私もここのところ臨床の皆さんに声をかけていただき、院内で行われる講演会や研修会などにかかわる機会も増えてきました。病院のなかでも「教育」は大事なテーマですし、授業リフレクションが看護師の皆さんの学びや成長に少しでも寄与できたら、とてもすてきだと思います。何よりも一人ひとり看護師さんたちが元気に豊かになれることが、看護実践をよりよいものにしていくための最も確実な近道ですからね。

　こうしたことを皆さんと考えていくために、ここではまず、「看護」にしろ「教育」にしろ、私たちが日々行っているのは「実践」であるということ、そして、私たちは「実践家」であるということをきちんと確かめておきましょう。

◻ 「看護」と「教育」の同形性

　これまで本書のなかでは折に触れ、「看護」と「教育」（あるいは「授業」）の同形性についてお話しするようにしてきました。

　たとえば、「相互性」「一回性」といったことばに象徴されるように、授業者と学習者とのかかわりによって絶えず複雑に変化する授業の場が、看護師と患者との関係の場に共通する臨床的な特徴をもっていること。あるいは、「個別性」ということばに象徴されるように、「看護」が一人ひとりの患者の個別性を重視するように、「教育」では、学習者一人ひとりの個別性を大切に考える

必要があるだけでなく、教員や指導者一人ひとりの個別性も大切にする必要があること。さらに、起きていること（実施）の確かめ（評価）から、「次に何をする必要があるか」「次はどうしていきたいか」（計画）が生まれ、それが次のかかわり（実施）へとつながっていくというように、目の前の患者に寄り添って看護を考え、実践を行うことと、目の前の学生と向き合って授業を考え、実践していくことは共通であること、等々。

このように、さまざまな面で「看護」と「教育」が同じ形をしているということは、これまで本書のなかにたびたび登場してきた「授業」ということばを「看護」に、「教える人」ということばを「看護する人」に、「授業研究」を「実践研究」に、「授業リフレクション」を「看護実践のリフレクション」にと、頭のなかで置き換えて読み返していただければ、皆さんも「なるほど！」と思ってくださるのではないでしょうか。

ずいぶん以前のことですが、私も同じような本の読み方をしたことがあります。アーネスティン・ウィーデンバックの『臨床看護の本質』[*1]という本でしたが、それはそれは、ページをめくるたびに目から鱗が落ちる思いでした。

当時は看護教育にかかわるようになってまだ間もない頃でしたので、私の場合は、その本のなかに出てくる「看護婦」ということばを「教師」に、「患者」ということばを「子ども」に置き換えて読んでいたわけですが、どのページを開いても、それまで私たちが考えてきた「教育」や「授業」に通じることばかりでした。教育について書かれた本に違和感を感じることはしょっちゅうでも、この『臨床看護の本質』には、まったくといっていいほど違和感を感じることはありませんでした。

とりわけ、ウィーデンバックのいう「援助へのニード（need-for-help）」という考え方はすごいですね。ググッときました。たとえば、次のような文章があります。

「看護婦が看護婦であるゆえんは、そもそも看護婦の援助を必要としている患者の存在があるからである。そこでまず、患者と知り合うことから始めなければならない。患者を理解し、患者の〈援助へのニード〉（need-for-help）を理解することによって、看護婦の役割や、患者ケアにおける看護婦の責務はおのずから明らかになってくるであろう。」[*2]

試しに皆さんも、「看護婦」を「教師」に、「患者」を「子ども」に置き換えて読んでみてください。まさに、教育の本質じゃないですか。このような読書

実践家が元気になれる世の中にするために

の経験もあって、最近の私は、ますます教育について学ぶなら、むしろ看護に学んだほうがよいのではないかと思うようになっています。

私たちは実践家であるということ

　「看護」と「教育」が同じ形をしているというのは、私たちの営みが、患者や学生といった対象の違いはあったとしても、生身の人間と生身の人間が向き合い、かかわりのなかで何がしかのことをなしうる「実践」にほかならないからです。

　私はこのような「実践」を専門に行う人たちを、看護師や教師の区別なく、「実践家」と呼んでいます。看護師さんたちのなかには、「実践家」ということばにあまり馴染みのない方もいらっしゃるようですが、日々、対象と向き合って頑張っている皆さんに、尊敬をこめて私はこのことばを使っています。

　言うまでもないことですが、私たちの対象が「物」ではなく「生身の人間」であるということは、常に対象が変化しながら動いているということです。もちろん、対象にかかわる私たちも「生身の人間」ですから、「実践」というのは、変化しながら動いている生身の人間同士の間で生み出されていくものだといえるでしょう。

　したがって、「実践」はマニュアルには馴染みません。対象に個別性があるように、私たちにも個別性があるのは当然ですから、対象に合った看護・対象に合った教育を追究しようとすれば、試行錯誤は欠かせないからです。

　また、「実践」の善し悪しを、あらかじめ用意したスケールに照らして評価するのにも無理があります。そもそも「実践」は、決まりきった目標やゴールに向かってなされる「業務」とは異なります。あくまでも「実践のよさ」とは、その時その場の対象とのかかわりのなかで、常に「よりよさ」として追究され続けるものだからです。

　いかかでしょう。こうしてみると、たとえば目標管理のように、「物」にかかわる生産・流通・販売の分野で一定の成果を収めたとされる手法やシステムを、「実践家」の世界にそのままあてはめることに違和感のある人も少なくないのではないでしょうか。また、第4章-3で取り上げた既存の研究モデル（p.116）では、授業に限らず、変化しながら動いている生身の人間同士の間で生み出されている「実践」を、充分に扱えないことにもあらためて気づかれるのではないでしょうか。

実践家にとっての元気の源とは

「実践家」にとって、自分自身の「実践」を駆動する元気の源となっているのは、それがどれほど些細なことであったとしても、今ここでの対象への自分のかかわりが「看護になっているな」といった実感や「あっ、今学生は看護を学んでいるんだな」といった手応えの得られる瞬間なのではないかと思います。もちろん、対象の切実な状況と向き合って「なんとかしてあげたい」もそうでしょうし、かかわりのなかで感じた違和感や不全感を手がかりに「じゃあ、今度はこうしてみよう」も、自分をさらなる「実践」へと突き動かす大事な原動力だと思います。そうして、試行錯誤を繰り返すなかで、「よし！」と思える瞬間にめぐり会えたとしたら、「実践家」にとってこれに勝る喜びはありません。それは、「この仕事を続けてきてよかった」「もう少し続けてもいいかも」と心から思える瞬間かもしれません。

こうした「実践」のリアリティーは、あくまでも対象とのかかわりのなかで一人ひとりの「実践家」に経験されているものです。つまり、「管理」や「研究」という名のもとに、このような対象とのかけがえのない相互性の関係をバラバラにして扱うことを求められると、「実践家」は確実に元気を失ってしまうということなのです。

これらのことを踏まえたうえで、次項では、「実践家」の学びとはどのようなものなのかを考えることで、看護実践のリフレクションについてもお話ししたいと思います。

5-2 教育実践臨床研究の展望
実践家の学びと成長に向けて

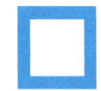

▣ 実践家の世界

　これまでのお話で、「看護」と「教育」の同形性や、私たちが「実践家」であることの理由については、ご理解いただけたでしょうか。
　ひょっとすると、「話はわかったけれど、自分のことを実践家というのはちょっとね」と、照れくさく感じている方もいらっしゃるかもしれませんね。まして自己紹介の席などで、「私は実践家の〇〇と申します」なんて言ったら、相手にきょとんとされてしまうでしょうから、そういうのはやめたほうがいいと思います。けれども、「物」を扱う仕事と違って、「生身の人間」とかかわることを専門とする私たちは、胸の奥には常に「自分は実践家なんだ！」という自負をもっていてほしいものです。
　日々対象と向き合い、対象とのかかわりのなかで生まれる私たちの「実践」は、容易に答えが1つに決まるようなものではありませんし、大学の研究室にこもって「看護とは何か」「教育とは何か」などと悠長なことを考えていられるような人たちや、現場からはるか遠く離れたところで「看護のあり方」や「教育のあり方」を云々しているような人たちには、計り知れないどろどろの世界かもしれません。むしろ、生身の人間とかかわるややこしさ（やっかいさ）、あるいは試行錯誤の連続は、スマートに「実践」などと表現するよりも、日々汗まみれになって行う「格闘」と呼んだほうがしっくりくる感じがしないでもありません。しかし、私はそうした、どろどろになって日々対象と格闘している看護師や教師の姿にこそ、実践家の格好よさ、「実践の尊さ」があるとまじめに思っています。

▣ 実践家の学びとは

　それでは、こうした教師と看護師に共通する「実践家の学び」とはどのようなものなのでしょうか。
　本書で詳しくお話ししてきた授業リフレクションは、既存の授業研究への反

省から「教える人の学びと成長」に寄与する授業研究の方法として生まれ、「教育実践臨床研究」の方法として発展してきたものでした。とはいえ、「看護」と「教育」の同形性を念頭において考えれば、看護も教育も「実践」ですし、看護師も教師も「実践家」に違いないわけですから、「看護をする人の学びと成長」にもリフレクションが寄与できるのではないかと考えるのは、しごく当然のことのように思います。つまり、臨床で日々頑張っている看護師の皆さんにとってもリフレクションは、自分自身の看護実践をよりよいものにしていくのと同時に、看護師としての自分自身の成長につながる研究方法になりうるということです。

そこで、本書の最後は「実践家の学び」とはどのようなものかを確認しておくことで、教育実践臨床研究の展望として、この機会に看護実践のリフレクションについても理解を深めていただければと思います。

さて、「実践家の学び」にとって、特に大切になると思われることを整理すると、次の3つがあげられます。

- 答えは、自分の実践の外にではなく、自分の実践のなかにある
- 自分のもっている枠組みを問い直す
- 「臨床の知」の獲得

ちなみに、1つ目の「答えは、自分の実践の外にではなく、自分の実践のなかにある」と、2つ目の「自分のもっている枠組みを問い直す」については、これまでもたびたびお話ししてきたことですから、まず、この2つをおさらいしておくことにしましょう。

答えは、自分の実践の外にではなく、自分の実践のなかにある

「実践」がマニュアルには馴染みにくいこと、「実践のよさ」が、対象とのかかわりのなかで常に「よりよさ」として追究されるものであることは、すでにお話ししました。しかも、対象には一人ひとり個別性があるわけですから、いくら文献をひもといても、自分の実践をよりよいものにするための答えがそう簡単に見つかるわけではありません。むしろ、生身の人間と生身の人間が向き合い、かかわりのなかで何がしかのことをなしうる「実践」の場では、答え（手がかり）は、自分の実践の外にではなく、自分の実践のなかにあると考えるほうが自然なことなのです。

対象と自分とのかかわりのなかで何が起きているのかを確かめ、そこで得た

「気づき」を手がかりに、次のかかわりへと、今後の実践へと連鎖させていくということ。このような自分自身の「今ここでの実感」に基づいた学びが、自分自身の実践をよりよいものにすることへと具体的に結びついていくのです。「対象とのかかわりに学ぶ」「自分の行った実践に学ぶ」「自分の経験に学ぶ」というのは、まさにこういうことですね。

そういえば、こうした「答え（手がかり）は、自分の実践の外にではなく、自分の実践のなかにある」という考え方については、第1章-2で、図まで使って詳しくお話ししましたから（p.15図4参照）、不安な人はもう一度見返しておいてください。ここでお話ししたような実践家の学びが、「授業のなかで起きていることを振り返って確かめる」という授業リフレクションの基本となる考え方と深く結びついたものであることを再確認していただけると思います。

自分のもっている枠組みを問い直す

私たちは常に何らかの自分の枠組みをとおしてしか、対象を把握することはできません。「実践家」として経験を重ねるということは、一方で、自分の対象を見る見方を硬直化させてしまうかもしれません。典型的なのが、「今どきの新人は…」「今どきの学生は…」というものでしたね。

また、対象を見る見方は、自分のなかに育てていく「看護観」や「教育観」とも分かちがたく結びついています。

ですから、自分の対象を見る見方や、自分が看護や教育をどのように考えているのか、自分のもっているさまざまな枠組みを振り返り、問い直す機会をもつことは、「実践家」としてだけでなく、人間としての自分自身の成長にとっても、とても大切なことだといえるでしょう。

このことについては、第2章-4や第3章-1、さらに第4章-1でもお話ししてきましたから、これ以上繰り返さなくてもいいですかね。

ある意味、自分の枠組みが硬直化してしまうということは、そこで自分自身の成長が止まってしまうということです。自分の枠組みを確かめてみて、もし、気になるようなら、「次からはもう少し別の角度から対象を見るようにしてみよう」といったように、自分の枠組みを柔軟に修正したり、別のものに変えたりできるとしたら、その人はいくつになっても、みずみずしく成長していくことができるいうことです。あるいは、もし、「自分の枠組みはこれでよかったんだ」と心から思えるならば、それは自信へとつながるわけですから、これからは、「実践家」としての自分を信頼して前に進んでいけばよいのです。

いずれにせよ、互いに相手を感じて動いているという、「相互性」の関係を

生きる「実践家」にとっては、自分が見ているものを自分が創り出している可能性も充分にあるわけです。ですから、時折、立ち止まって、自分が対象をどのように把握しているのか、「自分のもっている枠組みを問い直す」機会がもてるのは幸せなことだと思います。ちなみに、こうした実践家の学びは、経験を積めば積むほど、よりいっそう重要性を増してくるといってもよいでしょう。

「臨床の知」の獲得

　３つ目の「臨床の知」の獲得については、第２章-3でリフレクションシートを紹介した際に、「自分にできていることを確かめる」ということの関連で第５章であらためてお話しすることを予告しましたね。そういえば、第４章-2のコラムで藤岡の文章を引用したときに（p.113）、一か所だけ「臨床の知」ということばがありましたが、気がつかれた方はいらっしゃるでしょうか。そこでは「教育実践にかかわる知見」という意味で登場しているだけで、詳しくは説明されていませんでしたね。

　実は、この「臨床の知」の獲得というのは、教育実践臨床研究の目的にあたるものでもあるのです。だったら、なんでそんな大事なことをずっと黙っていたんだと突っ込まれそうですが、話には順序というものがありますからね。最初にお話しして、授業リフレクションを何やら高尚なもののよう勘違いされて、難しく思われても困るので、ここまでとっておいたわけです。いよいよ本書も第５章、最後の項です。皆さんとのお別れも近づいてきましたから、ここで「臨床の知」についてお話ししておくことにしましょう。

「臨床の知」とは

　そもそも、看護師や教師の専門性の基盤となる「知恵」や「技」の多くは、一般化された知識や技術として、テキストや訓練によって獲得されるというよりは、臨床の場において、目の前の対象とのかかわりのなかで培われ、看護師や教師の身体に獲得されていく「臨床の知」という性格をもってます。

　ところが、こうした「臨床の知」というのは、無理なく自然と対象の気持ちをつかんだり、状況に即したとっさの判断や対応を可能にしたりというように、対象とのかかわりのなかに体現されるものなので、日常的に意識されることはほとんどありません。つまり、ことばや記号によって説明が可能な「明示知」とは違って、「臨床の知」は、あれとかこれとか、簡単にことばで指し示したり、表したりすることが困難な知、いわば「暗黙知」[*3]だということです。

たとえば、ケアの終わった直後の看護師さんに、「どうしてあの患者さんの微妙な変化に気がつかれたんですか」「患者さんのどんなところから、そのようなケアが必要であると判断して、実際に行われたんでしょうか」などと尋ねたとしましょう。あるいは、授業が終わった直後の先生に、「あの発問は最初から考えられていたんですか」「どうしてあの学生のつぶやきを取り上げて、予定になかった方向に授業を展開されたんですか」などと尋ねたとしたらどうでしょう。

　たとえのつもりが、なんだかあまりにも野暮な質問で、自分でも恥ずかしくなってきてしまいましたが、こんなことをいきなり尋ねられても、この看護師さんや先生を困らせるだけかもしれません。なぜなら、「えっ、私、何か特別なことをしましたっけ？」「あたり前のことをしただけじゃないでしょうか」などといった答えが返ってくるのがオチかもしれないからです。

　けれども、その「あたり前のこと」をあたり前のようにできること自体が、「臨床の知」の特徴をよく表しているといえるでしょう。目の前の対象とのかかわりをとおして発揮され、「実践」を創り出していくうえで不可欠な知恵や技であるにもかかわらず、このように、なかなか本人に意識されにくいのが「臨床の知」にほかならないのです。

「臨床の知」の深化としての実践家の成長

　「臨床の知」は、実践家の専門性の基盤となるものですが、ただやみくもに経験を積み重ねるだけで、「臨床の知」が誰にでも身につくわけでもないと思います。日々実践を行い続けている看護師や教師という職業にとって、看護や授業を行うことへの「慣れ」は、パターン化やマンネリズムに陥る危険性を常にはらんでいるからです。また、知らず知らずのうちに自分の枠組みを固定化してしまい、対象を自分の思い込みの枠内だけで判断するようになってしまう可能性もあるでしょう。

　ですから、自分の実践の研究をとおして、自分にできていることを確かめ、「臨床の知」として自らに身体化している看護や教育についての「知恵」や「技」を自覚化するということは、確実に「自信」へとつながり、その後の対象とのかかわりをとおして培われる「臨床の知」をより豊かなものにしてくれるのだといえるでしょう。

　図1は、このような「臨床の知」の深化としての実践家の成長を表したものです。日々の「実践」をとおして、対象との「かかわりのなか」で培われていく臨床の知とは、自分自身の身体に「暗黙知」として獲得されていくものです。

図1:「臨床の知」の深化

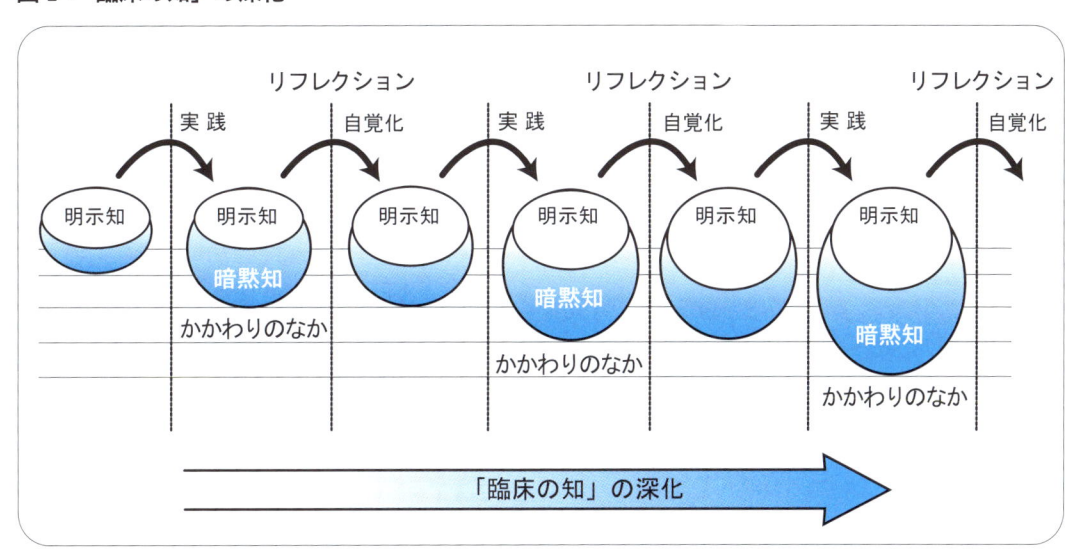

リフレクション　　　　　リフレクション　　　　　リフレクション
実　践　　自覚化　　実　践　　自覚化　　実　践　　自覚化

明示知　→　明示知／暗黙知　→　明示知　→　明示知／暗黙知　→　明示知　→　明示知／暗黙知

かかわりのなか　　　　　かかわりのなか　　　　　かかわりのなか

「臨床の知」の深化 →

　けれども、すでにお話ししたように、「暗黙知」はそのままでは、ほとんど自分に意識されることはありませんから、「リフレクション」は、このような自らの身体に獲得された「暗黙知」を「自覚化」し、「明示知」へと変えるきっかけとなるわけです。図をご覧になっていただければ、リフレクションを行う以前よりも、「明示知」のところがひと周り大きくなっていることがわかるでしょう。それは、自分にできていることの増大として意識され、自分自身の自信へとつながるものだといえるでしょう。

　こうして、ひと周り大きくなった「明示知」は、再び「実践」をとおして、対象との「かかわりのなか」で、「暗黙知」をよりいっそう豊かにたくわえていくことになります。そして、いちだんと大きくなった「暗黙知」は、再び「リフレクション」を行うことで「自覚化」され、さらに、ひと周り大きな「明示知」へと変わっていくのです。

　いかがでしょう。このような「実践」と「リフレクション」の繰り返しをとおして、「臨床の知」が豊かに太っていく様子をイメージしていただけたでしょうか。おっと、「太っていく」などというと嫌がる人もいるかもしれませんが、太っていくのはボディラインではなくて、あくまでも「臨床の知」ですから安心してください。

　つまり、リフレクションによってもたらされる「自覚化」は、暗黙知を明示知に変え、実践をとおして明示知は再び暗黙知として統合されることで、その人自身の「臨床の知」を豊かにしていくということなのです。こうした「臨床

の知」の深化のプロセスは、「自覚化」を経る以前と以後では、その人自身が大きく変容しているという意味で、実践家の成長と深く結びついています。

ただやみくもに経験を積み重ねた結果としての「慣れ」ではなく、実践家の成長とは、こうして「自覚化」から導かれた一連の経験が、その後の実践をとおして日常化することで、それほど意識することなく、自然と「あたり前のこと」があたり前のこととしてできるようになることだといってもよいでしょう。

実践家の共同体

ところで、私たち一人ひとりが「実践家」であるということは、病院や学校というところは、単なる勤め先ではなく、そこは一人ひとり自律した「実践家の共同体」だということです。

ですから、これまでお話ししてきたような「臨床の知」を、折々に仲間と交流し、共有することが可能となれば、「実践家の共同体」の基盤をより確かなものにすることができるでしょう。このことは、看護師や教師としての個人の成長だけでなく、仲間と共に成長していくことにもつながっています。

たとえば、仲間のリフレクションにプロンプターとしてかかわる機会をもつこともその1つでしょうし、集団でリフレクションを行うことの意義もここにあると思います。つまり、リフレクションをとおして、一人ひとりの「実践家の学びと成長」を仲間同士互いに支え合える風土が、「実践家の共同体」をより豊かにするのです。それが、目の前の対象へのかかわりを豊かなものへと変えていくのは、言うまでもないことでしょう。

教育実践臨床研究の展望

看護実践のリフレクションについて理解を深めていただくために、ここまで、看護師が教師と同じように「実践家」であることを強調してきたのは、最近あちこちで見聞きするようになった、リフレクションを看護師が身につけるべき能力やスキルとして位置づける考え方にどうしても違和感があるからです。

私たちの臨床的教師教育は、「教師」を「自分が計画し、自分が実践した授業を、自分で研究することをとおして、自分の授業を改善していくとともに、人間的にも職能においても自己の成長を図っていく存在である」[*4]と考えます。つまり、あくまでも実践や研究の主体は、教える人、すなわち「教師」自身であって、訓練や教育されるべき対象（客体）ではないということです。

おそらく、私たちのこうした考え方が、リフレクションを看護師が身につけ

図２：看護教育を拓く授業リフレクション

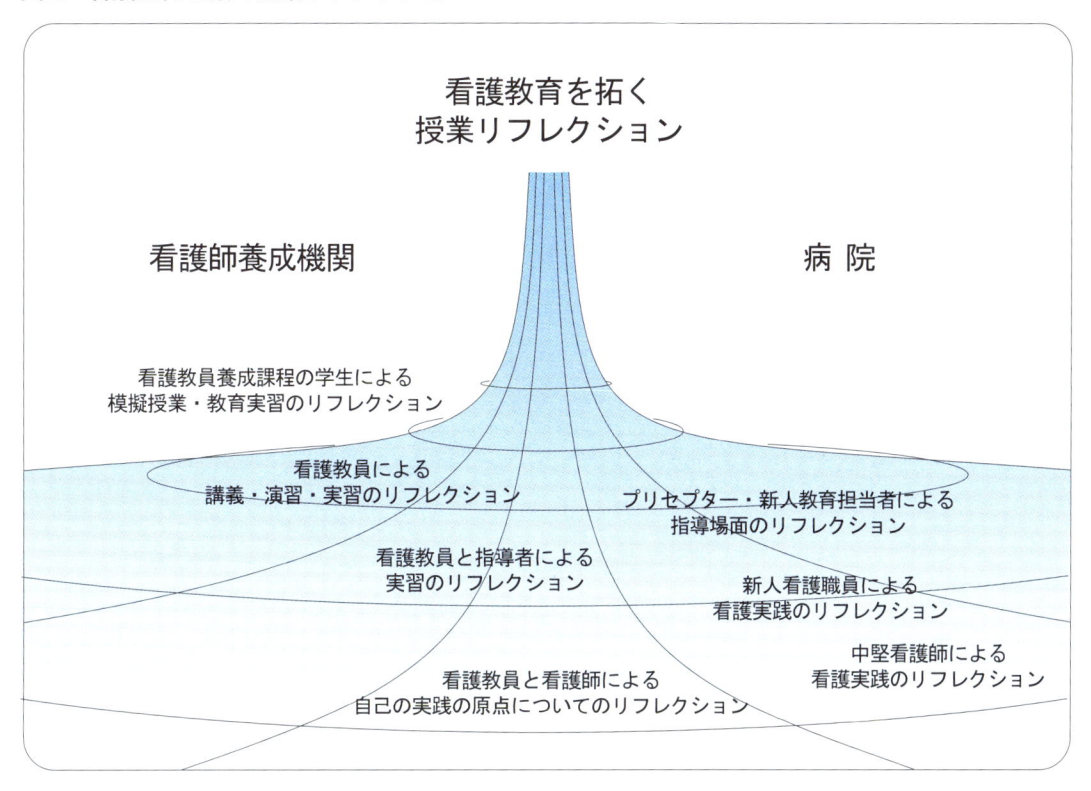

```
            看護教育を拓く
           授業リフレクション

   看護師養成機関                      病  院

   看護教員養成課程の学生による
   模擬授業・教育実習のリフレクション

        看護教員による
     講義・演習・実習のリフレクション      プリセプター・新人教育担当者による
                                      指導場面のリフレクション

      看護教員と指導者による
        実習のリフレクション           新人看護職員による
                                    看護実践のリフレクション

                                         中堅看護師による
                                         看護実践のリフレクション
       看護教員と看護師による
    自己の実践の原点についてのリフレクション
```

るべき能力やスキルとして位置づける考え方に対しての違和感のもとになっているのだと思います。そこでは、あたかも「看護師」が訓練や教育されるべき対象として扱われているようで、実践や研究の「主体」であってしかるべき「実践家」への敬意が感じられないからです。

「実践家」にとって、自らの実践を研究し、自らの実践に学ぶということは、とても大切なことです。ですから、教師だけでなく、看護師にとっても、自らの実践を研究する方法として、ぜひ皆さんには、リフレクションに取り組んでいただければと思います。

実際、図２のように、最近は看護教員や実習指導者の皆さんによる授業リフレクションだけでなく、病院のなかで教育に携わっている看護師さんたちによるリフレクションの取り組みも増えてきました。また、新人看護師や中堅看護師の皆さんによる、自分の看護実践のリフレクションも始まっています。

こうした取り組みがよりいっそうひろがり、一人でも多くの実践家が元気になれたら、とてもすてきだと思います。ぜひ、ご一緒に、そんな世の中にしていきましょう!!

引用・参考文献
＊1 アーネスティン・ウィーデンバック著, 外口玉子・池田明子訳：臨床看護の本質；患者援助の技術, 現代社, 2003.
＊2 前掲書＊1, p.15.
＊3 マイケル・ポラニー著, 佐藤敬三訳, 伊東俊太郎序著：暗黙知の次元；言語から非言語へ, 紀伊國屋書店, 1995.
＊4 目黒悟：教える人としての私を育てる. 屋宜譜美子・目黒悟編：教える人としての私を育てる；看護教員と臨地実習指導者, 医学書院, 2009, p.194.

索　引　Index

あ行

アウェアネス（awareness） ……………… 12
暗黙知………………………………………135
一回性の場………………………………… 6
因果性……………………………………… 3
印象カード……………………………… 26, **32**
インプット（input）―アウトプット（output）
　モデル………………………………… 4

か行

学習者……………………………………… 4
課題………………………………………… 73
カード構造化法………………… 21, 23, **24**
　――の手順……………………………… 24
看護研究…………………………………108
看護実践のリフレクション……………133
関連カード……………………………… 26
寄与………………………………………… 79
教育実践臨床研究………… 9, **70**, 77, 113
計画………………………………………… 15
経験………………………………………… 16
傾向………………………………………… 73
KJ法……………………………………… 35
研究………………………………………108
効果………………………………………… 72

さ行

差異化とリフレクション………………106
再構成………………………………… 37, 45
「参加者用振り返りシート」を使った
　集団による授業リフレクション…… **21**, 61
実施………………………………………… 15
実践家……………………………… 128, 130
指導案……………………………………… 87
自分のことば……………………………… 15
集団による授業リフレクション
　………………………… 21, 23, **48**, 104
　――の方法……………………………… 49
　――の進め方…………………………… 52
授業………………………………………… 2, 115
授業研究…………………………………… 97
授業者……………………………………… 4
授業デザイン……………………………… 86
授業の系…………………………………… 56
授業の再構成……………………………106
授業評価…………………………………… 12
授業リフレクション……………………… 14
　――の種類と方法……………………… 21
信頼性……………………………………110
セルフ・リフレクション……………… 52
相互性……………………………………… 3

た行

対話による授業リフレクション………	21，22
他者評価………………………………………	75
妥当性………………………………………	110
ツリー図…………………………………	24
──の作成………………………………	26
ティーチャー・アズ・リサーチャー………	112

な行

なんちゃってリフレクション………………	71
「日記調」形式による実践報告 …………	21
二分法………………………………………	24
ねがい………………………………………	89

は行

非操作………………………………………	64
評価…………………………………………	15
VTRを使った授業リフレクション …	21，23
藤岡完治……………………………………	113
プロンプター……………… 20，29，41，	**62**

ま行

学びの履歴シート…………………………	21

ら行

ラベリング…………………………………	27
リサーチクエスチョン……………………	111
リフレクション…………………………	2，11
リフレクションシート………… 21，23，	**36**
──の使い方…………………………	37
──の活用……………………………	44
臨床的教育学………………………………	113
臨床的教師教育…………………………	64，120
臨床の知…………………………………	113，135

目黒　悟　　Satoru Meguro

元藤沢市教育文化センター主任研究員

多摩美術大学附属多摩芸術学園映画学科卒業。1986年より2020年3月まで藤沢市教育文化センターに所属。故藤岡完治と構想した「教育実践臨床研究」の推進とそれを支援する「臨床的教師教育」を実践。日々、小・中・特別支援学校や看護師養成機関の先生方、臨床で現任教育を担当されている方々と一緒に、授業者と学習者の「経験」を大切にした授業研究に取り組むとともに、全国各地で講演や研修を行っている。目下の関心は、何よりも実践家が元気になれる世の中にすること。

主な著書に『看護教育を創る授業デザイン―教えることの基本となるもの』(メヂカルフレンド社)、『看護の学びを支える授業デザインワークブック―実りある院内研修・臨地実習・講義・演習に向けて』(同)、『教えることの基本となるもの―「看護」と「教育」の同形性』(同)、『臨床看護師のための授業リフレクション―輝く明日の看護・指導をめざして』(同)、編著書に『教える人としての私を育てる―看護教員と臨地実習指導者』(医学書院)、『豊かな看護教育を創る授業デザイン・授業リフレクションの実際【講義・演習編】【臨地実習編】』(メヂカルフレンド社) などがある。

看護教育を拓く授業リフレクション
教える人の学びと成長

定価（本体 2,200 円＋税）

2010 年 7 月 28 日　第 1 版第 1 刷発行
2023 年 8 月 18 日　第 1 版第 13 刷発行

著　者　目黒　悟 ©　　　　　　　　　　　　　　　〈検印省略〉
発行者　亀井　淳

発行所　株式会社 メヂカルフレンド社

〒102-0073　東京都千代田区九段北 3 丁目 2 番 4 号
麹町郵便局私書箱第 48 号　電話 (03)3264-6611　振替 00100-0-114708
https://www.medical-friend.jp

Printed in Japan　落丁・乱丁本はお取り替え致します
ISBN978-4-8392-1392-3　C3047

DTP　(有)マーリンクレイン　　印刷　大盛印刷(株)　　製本　(有)井上製本所
表紙・本文デザイン　宮嶋章文

104017-074

本書の無断複写は、著作権法上での例外を除き、禁じられています
本書の複写に関する許諾権は、㈱メヂカルフレンド社が保有していますので、複写される場合はそのつど事前に小社（編集部直通 TEL　03-3264-6615）の許諾を得てください